ROMEON
VERLAG

Heilungsphasen
1. Auflage, erschienen 10-2023

Umschlaggestaltung: Romeon Verlag
Text: Anna Gigante
Layout: Romeon Verlag

www.romeon-verlag.de

Bibliografische Information der Deutschen Nationalbibliothek:
Die Deutsche Nationalbibliothek verzeichnet diese Publikation in der Deutschen Nationalbibliografie; detaillierte bibliografische Daten sind im Internet über *https://portal.dnb.de* abrufbar.

Heilungsphasen

Theorie und Arbeitsbuch

Anna Gigante

Vorwort

Wenn Sie eine schnelle Lösung Ihres Problems suchen, können Sie dieses Buch getrost gleich wieder weglegen. Was für *Meine ersten Heilungssprachen* und Unheilsprachen gilt, gilt auch für dieses Werk. Die meisten Heilungsphasen können heilsam sein, denn alle Heilungsphasen tragen zur Lösung bei. Ich beobachte diese Heilungsphasen bei den meisten Menschen. Die Frage ist: Sind Sie bereit, sich mit der jeweiligen Heilungsphase *auseinanderzusetzen?* Auf Seite 26 finden Sie eine Übung dazu. Je positiver Sie mit den Heilungsphasen umgehen, desto mehr helfen Ihnen diese, weiterzugehen.

Die Positivität lebe ich auch in der Sprache, in der Art und Weise, wie ich mich ausdrücke. Dieses Buch sollte ursprünglich *24 Heilungsphasen zur Lösung eines Problems* heißen. Das Wort ‚Problem' gehört für mich in die Kategorie der negativen Sprache, deshalb habe ich nach einer positiven Alternative gesucht. Ich fand die Wörter *Herausforderung, Chance zum Wachstum, Anliegen*, doch damit war ich auch nicht glücklich. Dann habe ich mich für HEILUNGSPHASEN entschieden. Das heißt nicht, dass mit dem Ignorieren des negativen Wortes auch das Problem ignoriert wird, sondern, dass der **Fokus auf die Lösung** bzw. **Heilung** und auf eine positive Sprache gelegt wird, auf das Leben danach, ohne das Problem, denn Positives zieht meistens Positives nach sich, für das Gegenteil gilt dasselbe. Bei der Erörterung der Heilungsphasen finden Sie die Begriffe *Problem, Thema, Anliegen* und wenn Sie aufmerksam in sich hineinhören, werden Sie sich bei jedem Wort anders fühlen, obwohl es immer um denselben Inhalt geht. Und, nein, Sie müssen nicht krank sein oder riesengroße Probleme haben, um mit diesem Werk zu arbeiten. Es kann auch zur Lösung von kleinen oder beruflichen Anliegen, Beziehungsthematiken u.v.a.m. zu Rate gezogen werden. Sie können es zu Ihrem persönlichen Arbeitsbuch machen, denn es enthält viele Seiten für die individuelle Bearbeitung. Was für mich **Gott** heißt, kann für Sie Folgendes sein: höhere Macht, höhere Kraft, große Instanz, großer

Geist, Natur, den Menschen übergeordnete Intelligenz, Übersinnliches, überirdische Macht, gute/helle/wohlwollende/achtsame Energie usw.

Bitte nehmen Sie die für Sie wichtige Quintessenz heraus; dann profitieren Sie davon am meisten. Nutzen Sie es, um sich Anregungen zu holen, um später mit einem Fachmann an Themen zu arbeiten oder, wer schon über Erfahrung mit Selbstreflexion verfügt, um selbstständig weiterzumachen. Die Lektüre dieses Buches und die darin enthaltenen Übungen ersetzen keine Therapie oder medizinische Behandlung. Die Übung auf Seite 26 sollten Menschen, die an einer psychischen Krankheit leiden, nur unter Anleitung und Begleitung von therapeutisch geschulten Menschen machen. Aus Gründen der Lesbarkeit wurden im Text Ausdrücke in der männlichen Form gewählt. Diese beziehen sich auch auf Angehörige aller anderen Geschlechter. Vielen Dank, dass Sie HEILUNGSPHASEN in Ihrer Hand halten! Ich wünsche Ihnen gutes Gelingen zu Ihrer persönlichen Lösung und Heilung.

Anna Gigante

Schaafheim, im Mai 2023

Inhalt

12 Fragen, die Sie sich stellen sollten, bevor Sie dieses Buch lesen und auch zwischendurch

01.) Bin ich dazu bereit, die Entscheidung zur Veränderung zu treffen?

02.) Bin ich dazu bereit, mich selbst liebevoll an die Hand zu nehmen und mich auf dem Weg zur Lösung zu schützen, mich für Rückfälle nicht zu verurteilen und immer weiterzugehen?

03.) Bin ich dazu bereit, meine Verantwortung zu erkennen und zu übernehmen?

04.) Bin ich dazu bereit, den Preis für mein Wachstum / für die Lösung des Problems zu zahlen?

05.) Bin ich bereit für die Lösung?

06.) Bin ich dazu bereit, meine Stärken anzuerkennen?

07.) Bin ich dazu bereit, die Geschenke Gottes, die Geschenke des Lebens und die Hilfe von anderen Menschen anzunehmen?

08.) Halte ich es aus, die Lösung zu empfangen, während für mich wichtige Personen noch im Problem baden?

09.) Bin ich bereit für die volle/nackte/eventuell nicht schmeichelhafte/unangenehme Wahrheit über mich und über die Ursache meines Scheiterns?

10.) Bin ich dazu bereit, andere Menschen zu enttäuschen, um meinen Weg zu gehen?

11.) Darf ich überhaupt MEINEN Weg gehen? Wenn nicht, von wem brauche ich dafür noch die Erlaubnis?

12.) Wer oder was bin ich, wenn ich mein Anliegen gelöst habe?

Auf den nächsten zwei Seiten finden Sie Platz, auf denen Sie obige Fragen beantworten können. Machen Sie sich am besten Kopien davon, damit Sie die Fragen auch für künftige Anliegen bearbeiten können.

Ich hatte erst überlegt, diese Fragen zu erörtern, um Ihnen Ideen zu geben, worum es bei den einzelnen Prozessen geht. Ich habe mich dann aber doch dagegen entschieden, denn das würde Sie womöglich beeinflussen. Deswegen meine Einladung, niederzuschreiben, was AUS IHREM INNEREN und zwar SPONTAN kommt, wenn Sie an Ihr Anliegen denken bzw. ihm nachspüren.

Beim Schreiben Ihrer Gedanken und Gefühle werden diese sichtbarer und damit verbindlicher, weil sie externalisiert, also nach außen gebracht werden, und nicht mehr im Unterbewusstsein schlummern. Deswegen legen Sie sich am besten auch noch einen SCHÖNEN Block oder ein SCHÖNES Heft zu, sofern der Platz auf diesen Seiten nicht ausreichen sollte. Schöne Arbeitsmaterialien sind wichtig, denn es geht um etwas Schönes: die heilende Lösung.

Erste Antworten und weitere Reflexionsimpulse zu den 12 Fragen

Wenn Sie die 12 Fragen schon gelesen haben oder nur einige davon, so schreiben Sie hier anschließend Ihre ersten Gedanken dazu auf! Weiterführende Fragen dazu sollen Ihnen helfen, Ihre Gedanken zu konkretisieren. Damit machen Sie sich SOFORT auf den Weg zur Lösung Ihres Problems, was es auch ist: ein kleiner Streit, eine große Diskussion bei der Arbeit, eine leichte oder schwere Krankheit (siehe Meine ersten Heilungssprachen und Unheilsprachen), eine schlechte Angewohnheit, schlechte Noten in der Schule usw. Wenn Sie die Fragen wieder lesen und bearbeiten, könnten Sie die ausführlichere Erörterung in ein Heft eintragen. Und wenn Sie eine Frage nicht beantworten können, dann machen Sie weiter mit der nächsten. Die Lösung macht sich auf den Weg zu Ihnen, sobald Sie beginnen, dafür zu arbeiten; die Reihenfolge ist sekundär (= zweitrangig). Und seien Sie auch so mutig, wenn Ihr Inneres mit NEIN auf eine Frage antwortet, diese Antwort ernst zu nehmen, zu ergründen und aufzuschreiben. Meine Erfahrung zeigt: Nach einem NEIN kann ein JA erfolgen. Wenn aber die Energie dafür verwendet wird, das NEIN zu unterdrücken, bleibt keine Energie für den weiteren Prozess, der zum JA führen kann!

Mein aktuelles Anliegen:

____

Beispiele für Anliegen, die Sie NICHT angehen sollten, da die Veränderung dieser nicht in Ihrer Hand liegt:

- Ich will meinen Mann/meine Frau verändern - investieren Sie stattdessen in IHRE Veränderung.
- Ich will, dass sich meine Kinder anders verhalten - überprüfen Sie stattdessen Ihren Erziehungsstil bzw. ob Sie sich genug um sich selbst kümmern.
- Person XY muss/soll ... endlich verstehen oder einsehen - entwickeln Sie stattdessen Verständnis für sich selbst.

Also lautet die wichtigste Frage: KANN ICH etwas ändern oder nicht?

1.) Bin ich dazu bereit, die Entscheidung zur Veränderung zu treffen?

ja ◯ **nein** ◯

Was hat mich bis jetzt davon abgehalten, diese Entscheidung zu treffen?

____

____

2.) Bin ich dazu bereit, mich selbst liebevoll an die Hand zu nehmen und mich auf dem Weg zur Lösung zu schützen; mich für Rückfälle nicht zu verurteilen und weiterzugehen?

ja ◯ **nein** ◯

Welchen Schutz brauche ich, um für die Veränderung zu arbeiten?

____

____

3.) Bin ich dazu bereit, meine Verantwortung zu erkennen UND zu übernehmen? Das sind zwei Schritte: Erst kommt die Erkenntnis, dann die Übernahme der Verantwortung.

ja ◯ **nein** ◯

Wo liegt meine Verantwortung? Wo die der anderen? Was hat mich bis jetzt davon abgehalten, meine Verantwortung zu übernehmen?

____

____

4.) Bin ich dazu bereit, den Preis für mein Wachstum/für die Lösung des Problems zu zahlen?

ja ◯ **nein** ◯

Wie könnte dieser Preis aussehen? Geld, Zeit, Energie, Beziehungen usw.

5.) Bin ich bereit für die Lösung?

ja ◯ **nein** ◯

Wie sieht die Lösung für mich JETZT aus? Später kann sich diese auch wandeln.

6.) Bin ich dazu bereit, meine Stärken zu erkennen und dann anzuerkennen?

ja ◯ **nein** ◯

Welche Stärken habe ich? Wofür werde ich geschätzt? Kann ich mich selbst loben?

7.) Bin ich dazu bereit, die Geschenke Gottes, die Geschenke des Lebens und die Hilfe von anderen Menschen anzunehmen?

ja ◯ **nein** ◯

Welche Hilfen habe ich bisher schon erhalten? Wie bin ich damit umgegangen?

____

____

8.) Halte ich es aus, die Lösung zu empfangen, während für mich wichtige Personen noch im Problem baden?

ja ◯ **nein** ◯

Wer, der mir wichtig ist, hat dieses Problem noch? (Warum) Halte ich noch an meinem Problem fest? Welche Vorteile ergeben sich für mich, wenn ich nichts ändere?

Welchen tatsächlichen oder erwarteten Nachteilen gehe ich mit dem Festhalten am Problem aus dem Weg?

____

____

9.) Bin ich bereit für die volle/nackte/eventuell nicht schmeichelhafte/unangenehme Wahrheit über mich und über die Ursache meines Scheiterns?

ja ◯ **nein** ◯

Wie bin ich bis jetzt mit Kritik umgegangen? Die Kapitel ‚*Umgang mit den 12 Fragen*', ‚*Erfahrungen mit anderen* ‘ und ‚*Umgang mit diesen 24 Heilungsphasen*‘ helfen Ihnen ausdrücklich und ausführlich bei den Reflexionen zu diesen Fragen.

10.) Bin ich dazu bereit, andere Menschen zu enttäuschen, um meinen Weg zu gehen?

ja ◯ **nein** ◯

Mit welchen unangenehmen Reaktionen anderer rechne ich, wenn ich etwas in meinem Leben zu meinem Wohl verändere?

11.) Darf ich überhaupt MEINEN Weg gehen?

ja ◯ **nein** ◯

Von wem brauche ich dafür die Erlaubnis?

12.) Wer oder was bin ich, wenn ich mein Anliegen gelöst habe? Wie ist mein Leben danach?

Umgang mit den 12 Fragen – mit anderen teilen

Die 12 Fragen aus dem vorhergehenden Kapitel können zwischen den Heilungsphasen unseres Veränderungsprozesses immer wieder auftauchen. Sie können sich diese Fragen nach der angegebenen Reihenfolge stellen oder umgekehrt oder mittendrin anfangen. Eine schriftliche Bearbeitung dieser Fragen finde ich immer am gründlichsten. Wenn Sie dann Ihre Antworten mit jemandem teilen können oder wollen, umso besser. -Den Glaubenssatz, man müsse alles alleine lösen, finde ich sehr hinderlich und lebensbeschwerlich. Dies kann zu einer Unheilsprache gehören.- Derjenige, den Sie dafür auswählen und bitten, Sie damit zu unterstützen, sollte idealerweise …

- Ihnen wohlgesinnt sein
- vertrauenswürdig und verschwiegen sein
- in der Lage sein, Ihnen auch eine im ersten Moment unangenehme, aber wachstumsfördernde Rückmeldung geben zu können. Sofern Sie eine möchten, ist dies am besten im Vorfeld zu klären
- eine positive und wertschätzende Sprache nutzen.
  Eine negative oder abwertende Sprache kann entweder ein Zeichen von Negativität bzw. Abwertung der eigenen Person und von anderen sein oder zeugt von Unachtsamkeit und/oder übernommenen Verhaltensmustern.
- Ihrem inneren Wachstumsprozess positiv gegenüber stehen und keine Angst vor Veränderungen haben
- aber nicht notwendigerweise jemand sein, der in Ihren Augen schon gesunde Veränderungen herbeigeführt hat
- wenn er Kritik übt, dies zu Ihrem Besten tun und nicht, um Sie abzuwerten;
  Vorsicht vor notorischen Kritikern, Narzissten usw.
- nicht beurteilen, schon gar nicht verurteilen
- Ratschläge nur dann geben, wenn Sie ihn darum bitten oder wenn von vornherein zwischen Ihnen beiden geklärt ist, dass Sie

Ratschläge grundsätzlich wünschen
- auch nur zuhören können und sich mit Kommentaren zurückhalten, wenn SIE es so wünschen.

Je mehr Kriterien er erfüllt, umso besser.
Wenn Sie versuchen, diese Kriterien zu berücksichtigen, schützen Sie sich am besten.

Ohne Schutz kein Wachstum und keine Veränderung!

Oder der Weg wird sehr sehr beschwerlich.
Wenn SIE selbst gebeten werden, jemandem zuzuhören, der obige Fragen bearbeitet hat, müssen Sie sich natürlich ebenfalls vorher fragen, ob Sie diese Kriterien erfüllen.
Wenn Sie Zweifel daran hegen, helfen Sie am besten, indem Sie nicht helfen!

Erfahrungen mit anderen, wenn ich über mich/über mein Anliegen gesprochen habe

Bei der Arbeit für mein persönliches Wachstum fiel mir auf, dass Abwertung einen großen Anteil in meinem Leben innehatte. Ich habe mich selbst abgewertet. Dann wurde mir bewusst, dass ich abgewertet wurde. Später musste ich zugeben, dass auch ich andere abwertete. Schließlich erkannte ich das Resonanzgesetz: Durch mein System der Abwertung zog ich Menschen in mein Leben, die mich und andere auch abwerteten.

Dann machte ich Therapien. Die Therapeuten werteten mich nicht ab. Die Kollegen und Kolleginnen in den Therapiegruppen werteten mehr oder weniger, doch da wir alle dabei waren, neue Lebensmuster zu entwickeln, wuchsen wir trotz aller möglichen Rückfälle gemeinsam.

Früher traf ich auf Menschen, die kaum meine Antwort auf die Frage: „Wie geht es dir?" abwarteten und sofort die Aufmerksamkeit auf sich lenkten und von IHREM Problem erzählten. Die Steigerung dieses Verhaltens nennt man Energie-Vampirismus (Unheilsprache).
In meinem Leben gab es viele Menschen, die es nicht vermochten, andere aussprechen zu lassen. Dies entspricht manchmal dem Verhalten von Kindern: „Ich weiß was, ich weiß was … und die ganze Welt soll es sofort erfahren!", bis sie spätestens im Kindergarten sozialisiert werden.

Dann gibt es noch diejenigen, die glauben, auf jede Gedankenäußerung etwas erwidern, von sich erzählen oder helfen zu müssen. Diese unausgesprochene Aufforderung hörte ich auch ganz lange, obwohl vom Sprechenden weder eine Frage noch ein Hilferuf ausgesandt wurde.

Leuten, die Ihnen Geheimnisse anderer Leute anvertrauen mit dem Hinweis: „Erzähle es nicht weiter! Ich erzähle es nur dir!“ brauchen Sie, wenn Sie auf Ihre Intimsphäre Wert legen, nichts von sich zu erzählen, es sei denn, Sie wollen, dass es andere Menschen erfahren. Dann sagen Sie demjenigen am besten: „Ich erzähle nur dir etwas im Vertrauen.“

Auf dem Weg zu einem bewussteren Leben entwickelte ich folgende Verhaltensweisen: Wenn jemand erzählt, dann höre ich grundsätzlich zu; dann bekommt der Erzähler meine ungeteilte Aufmerksamkeit. Ich beende jedoch das Gespräch, wenn ich keine Zeit habe oder wenn mich das Gespräch belastet. Somit habe ich eine meiner (hier als Höflichkeit) getarnten co-abhängigen Verhaltensweisen abgelegt.

Wenn mich jemand um Rat fragt, frage ich mich, ob ich in der Lage bin, diesen zu erteilen. Dabei achte ich immer auf meine Grenzen und respektiere somit erst mich und dann den anderen. Im Übrigen ist die Nennung ‚mich‘ vor dem ‚anderen‘ an dieser Stelle gewollt und diese Reihenfolge sehr wichtig, auch um Veränderungen herbeizuführen. Wenn ich von mir aus den Impuls verspüre, jemandem meine Meinung zu einer Äußerung mitzuteilen (außer, wenn ich mit Klienten arbeite, denn dann stellt meine Meinung einen wesentlichen Bestandteil des Vertrages dar) oder einen Rat zu erteilen, bitte ich um Erlaubnis mit den Worten: „Möchtest Du meine Meinung/einen Rat dazu haben?“ Dies ist der erste Teil. Der zweite Teil besteht darin, wenn der andere mit „Nein!“ antwortet, meinen Mund auch wirklich zu halten.

Seien Sie vorsichtig und skeptisch den Menschen gegenüber, die Ratschläge mit *„Ich mein´s nur gut.“* anfangen oder beenden. Ich habe mal gehört, das Gegenteil von *„gut gemacht“* sei *„gut gemeint“*. Genauso verhält es sich mit dem „Sei mir nicht böse, aber …“ In diesem Satz stecken ZWEI negative Botschaften: *böse* und *aber*, denn besonders in diesem Fall relativiert das Wort aber die erste Aussage oder will vielleicht das Gegenteil ausdrücken: Ich will etwas sagen, wofür mir

der Zuhörer böse sein könnte, also schicke ich die Warnung voraus und *„Ich mein´s nur gut.“* hinterher. Damit sichere ich mich vor einer eventuell negativen Reaktion ab. So ist zumindest die Annahme.
Wenn ich stolz über Erfolge berichte und die Reaktion „Ach, das habe ich auch schon geschafft.“ bzw. „Ich habe noch mehr geschafft.“ lautet und ich noch einen neidischen Unterton heraushöre, dann frage ich mich: „Wie wohlwollend ist er mir gegenüber?“ (siehe *Umgang mit den 12 Fragen – mit anderen teilen)*

Ich treffe auf immer mehr Menschen, die in ihrem Leben wirklich Probleme gelöst haben und mich damit beschenken, indem sie mir davon erzählen. Sie machen es nicht, um damit zu prahlen, sondern um mir Beispiele zu zeigen, wie es gehen KANN, ohne Anspruch, dass ich es genauso machen muss. Ich mache das auch so und biete an, etwas über mich zu erzählen; nicht, um die Aufmerksamkeit auf mich zu lenken, sondern um den anderen zu beschenken.
Folgende Haltung zeigt für mich Zurückhaltung und gleichzeitig ein enormes Hilfsangebot: „Ich weiß auch nicht, was dir helfen könnte, doch ich sehe deinen Kummer und ich bin für dich da, ich tröste dich. Was glaubst du, kann ich für dich tun? Oder soll ich einfach da sein?“

„Was könnte dir gut tun, selbst wenn wir das Problem im Moment nicht lösen können?“ Das nennt man auch soziale Kompetenz oder Empathie. Wenn ich frage, übernehme ich nicht die Verantwortung, weder für das Problem noch für den anderen, und er bleibt mündig. Ich biete ehrlich meine Hilfe an.

Erfahrungen mit anderen – Reflexionen

Ich habe am ______________________ mit ________________________
über mich/das Problem/die Heilungsphase (Nr. + Name) gesprochen:

____

Mir ging es VOR dem Gespräch …

____

Er/Sie hat wie folgt reagiert:

____

Mir ging es NACH dem Gespräch …

____

Das Gespräch hat mir folgende Erkenntnisse gebracht:

____

Ich werde **wieder** mit ihm/ihr über mich/mein Problem sprechen, weil …

____

Ich werde **nicht mehr** mit ihm/ihr über mich/mein Problem sprechen, weil …

____

Nachdem Sie mit ein paar Menschen gesprochen und dies dokumentiert haben – vielleicht selbst Ihre Dokumentation mit einer anderen Person Ihres Vertrauens besprochen haben - , können Sie nicht umhin, Ihre Beziehungen genauer unter die Lupe zu nehmen.

Selbsterfahrung kostet Energie, Geld und Zeit.

Überdies ist diese weder leicht noch einfach und erst recht nicht billig. Wenn Sie sich spätestens jetzt fragen, **OB** Sie in die Lösung investieren wollen, dann fragen Sie sich bitte auch: „**WIE VIEL** Zeit, Geld und Energie habe ich **BIS JETZT** dafür ver(sch)wendet, um das Problem zu behalten, zu umgehen oder zu ignorieren?“ Ich bin sicher, allein weil Sie die letzten Sätze gelesen haben, sind Sie einem bewussteren Leben wieder ein Stück näher gekommen.

Umgang mit diesen 24 Heilungsphasen

Ich habe bei anderen und bei mir die in diesem Buch erörterten Heilungsphasen auf dem Weg zur Lösung eines Problems beobachtet. Auf den folgenden Seiten sehen Sie grafische Beispiele, wie Sie diese Heilungsphasen durchlaufen können.

Es kann sein,

- dass Sie manche dieser Heilungsphasen nicht durchlaufen (müssen), siehe Beispiele 2, 3 und 7;

- dass jede Heilungsphase unterschiedlich lang ist und Sie erst in die nächste kommen, wenn Sie die vorhergehende abgeschlossen haben, siehe Beispiel 1;

- dass Sie Rückschritte in bereits gelebte Heilungsphasen erleben, siehe Beispiele 4 und 6;

- dass verschiedene Heilungsphasen gleichzeitig erlebt werden, siehe Beispiel 5;

- dass Sie bei sich oder bei anderen eine andere Reihenfolge der Heilungsphasen als in diesem Buch beschrieben feststellen;

- dass Sie eine Heilungsphase durchlaufen, aber dies erst bewusst merken, wenn Sie „drei Heilungsphasen weiter sind";

- dass Sie auch Phasen durchleben, die in diesem Buch nicht vorhanden sind, siehe Beispiel 7.

Das ewige Leben ist geduldig und präsentiert uns das Problem (Konfrontation) so lange, bis wir es lösen, wie es die Spiegelgesetze von Dr. C.G. Jung aussagen. Es gibt keine Strafen, kein Nachsitzen, sondern nur Erfahrungen.

Das ewige Leben schickt uns jeden Tag viele ‚Engel',

- die uns helfen, das Problem zu lösen, weil sie es schon gelöst haben,

- die uns triggern und uns somit daran erinnern, dass wir es noch nicht gelöst haben: ‚Spiegel' nach C.G. Jung (1875-1961), ‚Arschengel' nach Robert Betz (*1953) oder ‚Therapiegeschenke' aus der humanistischen Therapieszene. Beispiel: Jemand sagt uns, dass wir weniger arbeiten sollten. Wir ärgern uns über den, der das gesagt hat. Wir ärgern uns, weil er Recht hat, wir dies jedoch nicht hören wollen. Letztendlich ärgern wir uns über uns selbst. Wenn wir dann darüber reflektieren und etwas ändern, war es ein ‚Spiegel', in den wir hineingeschaut haben; ein ‚Arschengel', weil wir ihn als ‚Arsch' gesehen, er aber als ‚Engel' gedacht war, und letztendlich ein ‚Therapiegeschenk'!

- die noch am Anfang ihres Prozesses stehen und denen WIR eine Hilfe sein können. Dabei wachsen wir auch. Mir gefällt der Grundsatz „Jeder Lehrer ist auch immer Schüler, jeder Schüler kann auch immer ein Lehrer sein!" Wenn ich mit diesem Glaubenssatz durch die Welt gehe, lerne ich am meisten und von jedem Menschen, der mir begegnet.

<u>Die folgende Übung sollten Menschen, die an einer psychischen Krankheit leiden, nur unter Anleitung und Begleitung von therapeutisch geschulten Menschen machen.</u>

ÜBUNG:

- Wenn Sie auf Schwierigkeiten bei einer Phase stoßen, können Sie folgende Übung zur Bewusstwerdung von Unbewusstem durchführen:

- Stellen Sie zwei Stühle gegenüber im Raum auf.

- Legen Sie auf jeden Stuhl ein DIN-A-4-Blatt mit dem Namen der Positionen: Ihren VORNAMEN und den Namen der HEILUNGSPHASE, mit der Sie sich auseinander setzen wollen.

- Auf einen setzen Sie sich hin und auf dem anderen sitzt die Heilungsphase. Setzen Sie sich abwechselnd auf den einen und auf den anderen Stuhl und beobachten Sie die andere Position und die Informationen, die Sie von Ihrer bzw. der anderen Position erreichen.

- Der Dialog mit der Heilungsphase kann beginnen. Stellen Sie Fragen und warten Sie auf die Antworten! Manchmal kommen diese gleich, manchmal später, manchmal auch Tage später. Wichtig ist nur, dass Sie Fragen stellen! Das höhere Bewusstsein hilft Ihnen. Es will nur gefragt werden.

Und Sie haben sich

AUSEINANDER GESETZT*.

Die Heilungsphase ist jetzt externalisiert (nach außen hin verlagert) und kann von außen angeschaut werden. Was wir im Außen sehen, sehen wir objektiver und klarer.

Und nun wünsche ich Ihnen eine erfolgreiche und lösungsbringende Heilungsreise durch die 24 Heilungsphasen.

---

* Diese Schreibung ist beabsichtigt. Die korrekte Schreibung lautet, auseinandergesetzt'.

Grafische Beispiele, wie Sie die 24 Heilungsphasen durchlaufen können

Die Erörterung zu den Grafiken finden Sie im Kapitel *Umgang mit diesen 24 Heilungsphasen*

1. Beispiel: Jede Heilungsphase ist unterschiedlich lang und Sie kommen erst in die nächste, wenn Sie die vorhergehende abgeschlossen haben.

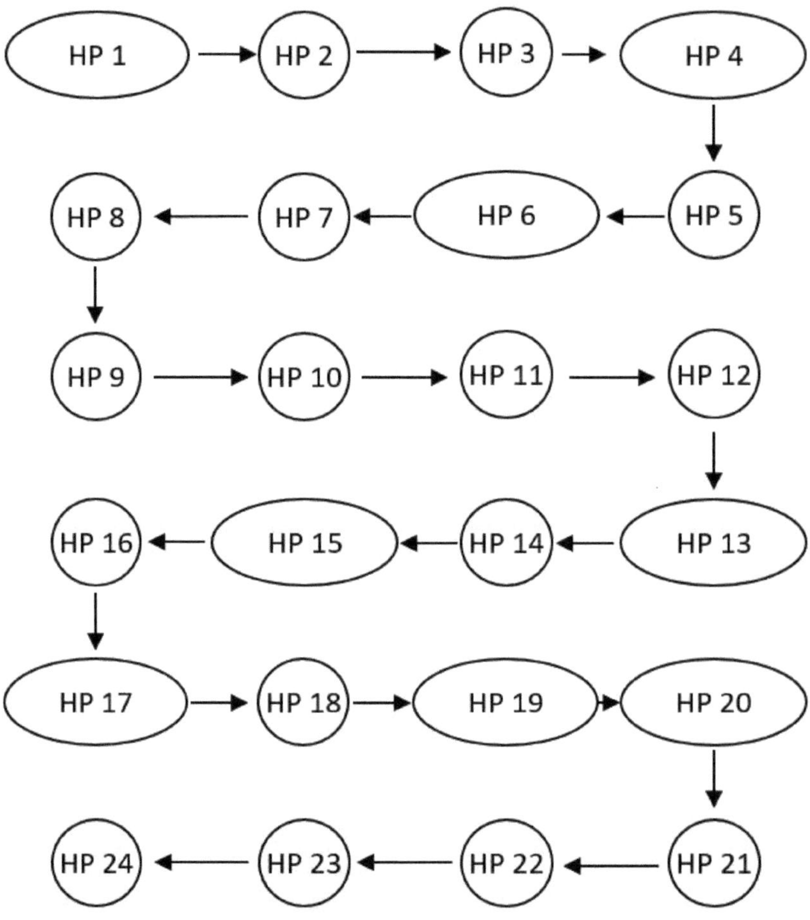

2. Beispiel: Sie durchlaufen nicht alle 24 Heilungsphasen.

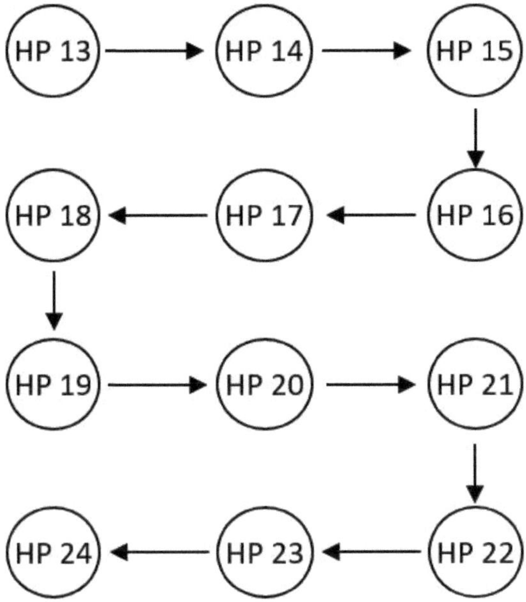

3. Beispiel: Sie durchlaufen nicht alle 24 Heilungsphasen.

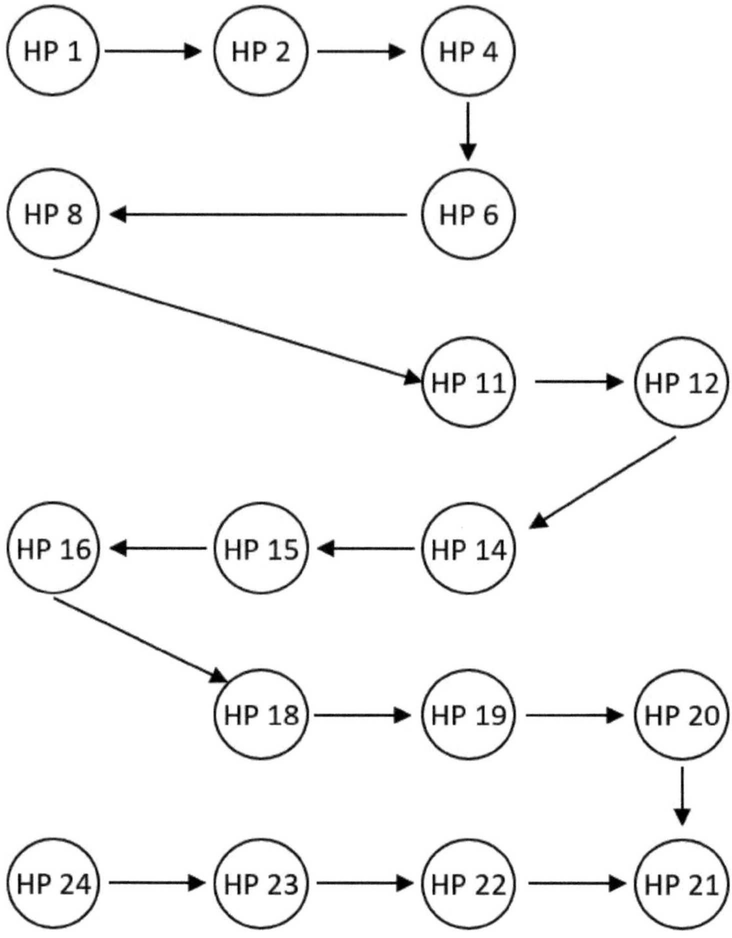

4. Beispiel: Sie erleben Rückschritte in bereits gelebte Heilungsphasen.

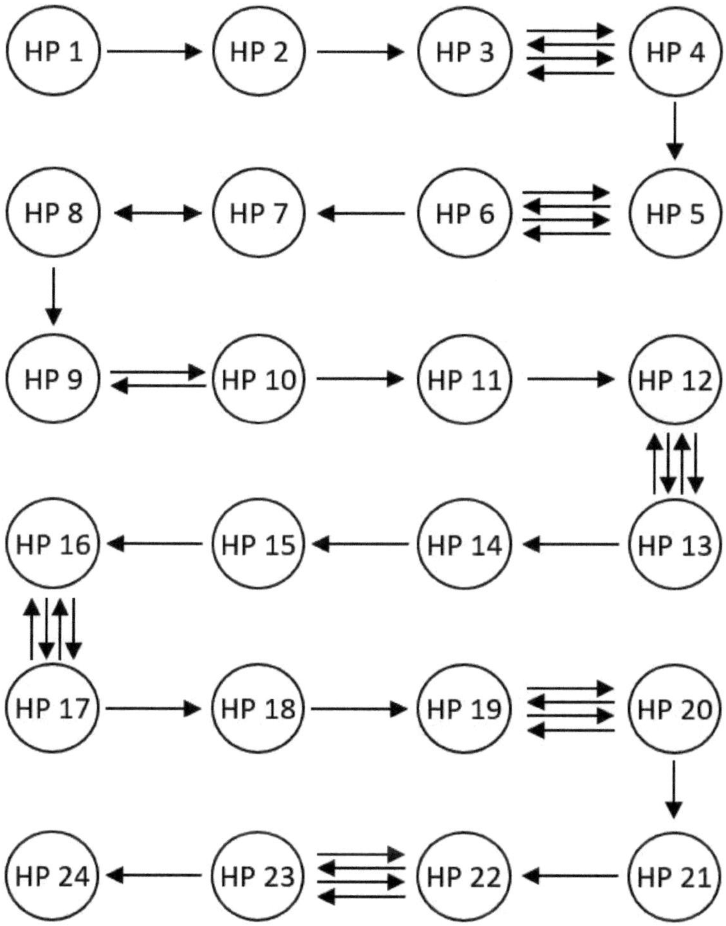

5. Beispiel: Sie erleben verschiedene Heilungsphasen gleichzeitig.

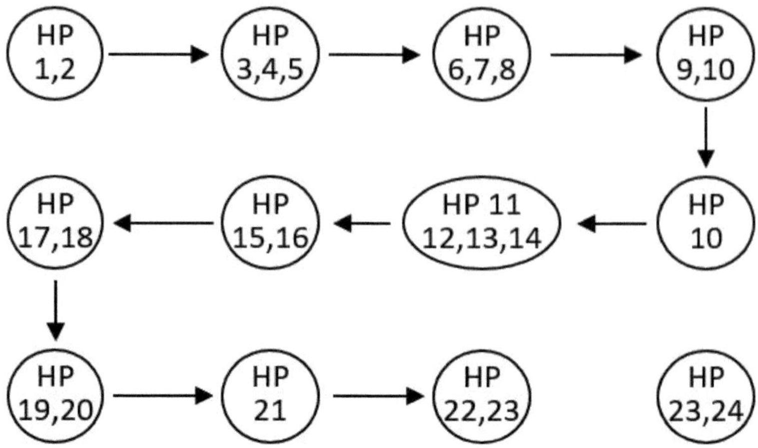

6. Beispiel: Sie erleben Rückschritte in bereits gelebte Heilungsphasen.

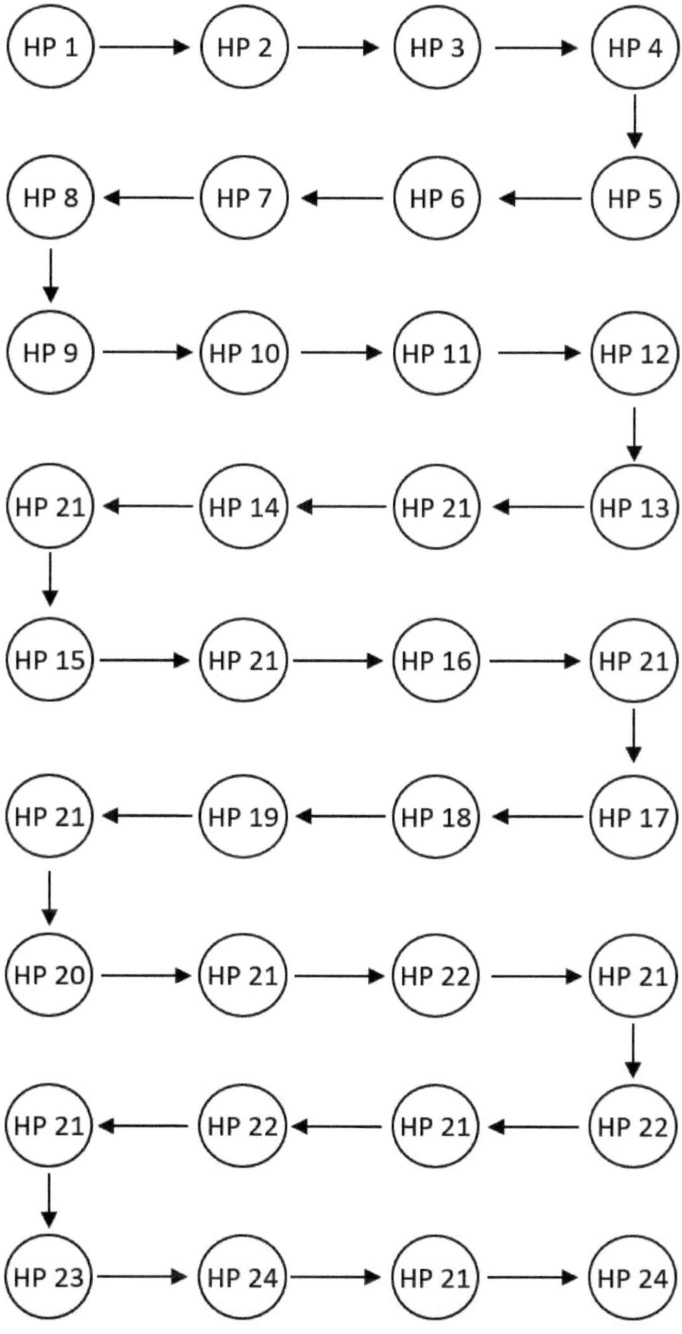

7. Beispiel: Sie erleben Heilungsphasen, die in diesem Buch nicht vorhanden sind.

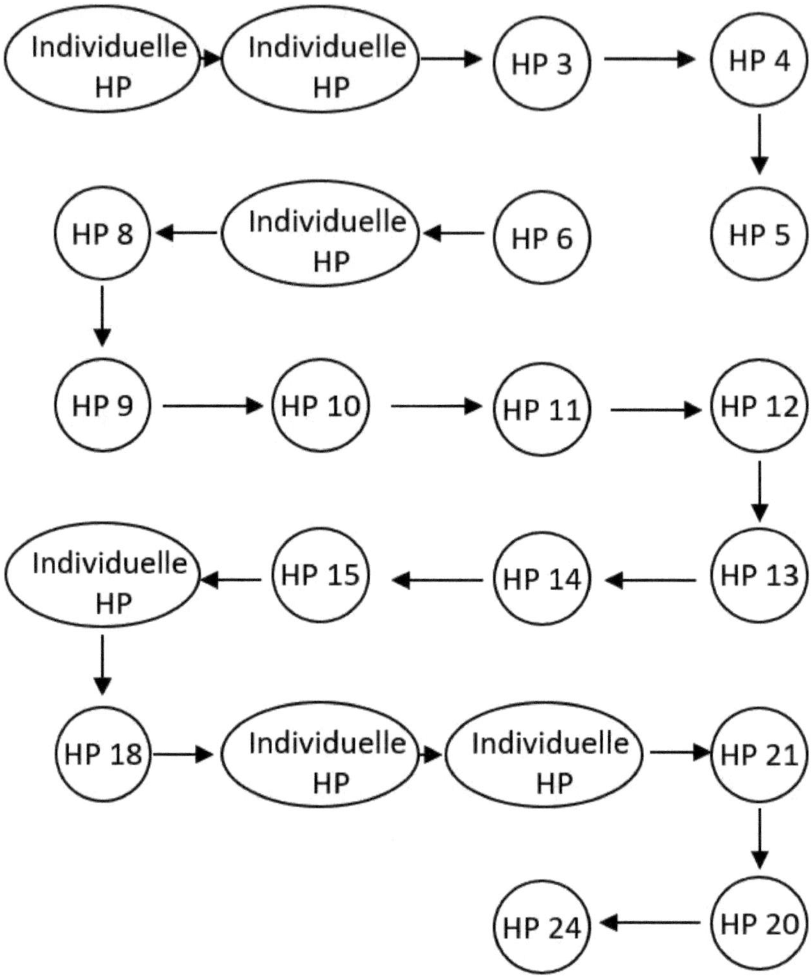

Diese sieben Beispiele sollen nur veranschaulichen, wie es laufen kann. Individuelle Wege folgen einem individuellen Verlauf.

Heilungsphase 1: Das Problem schläft noch im Unterbewusstsein

Sie sind sich des Problems nicht bewusst.

Wenn andere darüber sprechen, spüren Sie nichts in sich, was damit in Resonanz geht.

Sie können sich darüber unterhalten, ohne persönlich betroffen zu sein.

Es wird keinerlei persönliche Verbindung mit dem Thema gespürt.

Es können Konfrontationen im Traum vorkommen, dennoch wird kein Zusammenhang mit dem eigenen Leben erkannt.

Ihre Haltung:

„Das Thema berührt mich nicht."

Das gibt es in Ihrem Leben nicht. Sie fühlen sich nicht betroffen.

Kurze Begriffserklärungen aus dem DUDEN in diesem Zusammenhang:

Das *Bewusstsein* ist das deutliche Wissen von etwas, sprich die Gewissheit.

Das *Unterbewusstsein* drückt vom Bewusstsein nicht gesteuerte psychisch-geistige Vorgänge aus. Das bedeutet, das Wissen ist schon da, aber es gibt keine Verbindung zwischen dem Unterbewusstsein und dem Bewusstsein.

Das Unterbewusstsein beeinflusst das Bewusstsein, ohne dass das Bewusstsein darum weiß.

Nun werden Sie sich vielleicht fragen: Welche Informationen befinden sich im Unterbewusstsein und welche im Bewusstsein?

Nun, mit dem Bewusstsein bewältigen wir unseren Alltag und vertreten unsere Überzeugungen. Das machen wir bewusst, das heißt: Wir wissen darum, unsere Kenntnisse, unsere Stärken, unsere Schwächen usw.

Das Unterbewusstsein beeinflusst ebenfalls unseren Alltag. Im Unterbewusstsein befinden sich Informationen, die wir „dorthin geschickt haben", weil wir sie im Bewusstsein nicht haben wollen bzw. können. Dies passiert zum Beispiel, wenn ein Mensch schlimme bis traumatisierende Erfahrungen gemacht hat, durch die, wären sie ständig im Bewusstsein, er den Alltag nicht mehr bewältigen könnte. Mehr dazu können Sie in der Heilungsphase 3 lesen.

Heilungsphase 2: Vorstufe zur Konfrontation – Fremdwahrnehmung

Die anderen erkennen mein Problem, sprechen mich aber nicht darauf an.

Die Gründe dafür können sein:

- Sie wollen Sie nicht „verletzen".
- Sie trauen sich grundsätzlich nicht, Kritik zu äußern.
- Sie haben das Problem auch, wollen aber damit „in Ruhe gelassen werden". Für mich ist das „als Toleranz getarnte Harmoniesucht oder Trägheit". Sie drücken damit aus: „Ich kritisiere dich nicht, kritisiere du mich bitte auch nicht!"
- Sie wollen Ihnen nicht helfen.
- Sie sind Ihnen gegenüber gleichgültig.
- Sie sind dem Problem gegenüber gleichgültig.
- Sie tolerieren Ihr Problem und können gut damit leben, dass SIE das Problem haben.
- Sie sind tolerant und lassen Sie in Ruhe, damit Sie das Problem in Ihrem Tempo angehen können.
- Sie würden Sie gerne ansprechen, haben aber Angst vor Ihrer Reaktion. Vielleicht haben Sie in der Vergangenheit mit heftigem Widerstand reagiert oder sind sogar aggressiv geworden.

- Sie zweifeln an ihrer Wahrnehmung.

- Sie trauen ihrer Wahrnehmung, trauen sich aber aus mangelndem Selbstbewusstsein nicht, diese zu äußern.

- Die Beziehung zwischen Betroffenem und Konfrontierendem lässt nicht zu, offen zu reden, weil es an Vertraulichkeit, Vertrauen, Nähe o.a. mangelt.

Heilungsphase 3: Verdrängung – Schutz vor (weiteren) Schmerzen

Der Duden liefert uns für ‚*verdrängen*' zwei Definitionen.

Aus der Psychologie: ‚*bedrängende Erlebnisse, Vorstellungen, Bedürfnisse o. Ä. unbewusst aus dem Bewusstsein verbannen; einen Bewusstseinsinhalt, der sich psychisch nicht verarbeiten lässt, unterdrücken.*'

Falls Sie Schwierigkeiten haben, die erste Definition zu verstehen, hier kommt eine weitere: ‚*jemanden von seinem Platz drängen, wegdrängen, um ihn selbst einzunehmen*'.

Mit der zweiten Definition wird die erste deutlicher: Die menschliche Seele schützt sich vor Dingen, die sie nicht verarbeiten kann. Dies ist ein gesunder (Überlebens-)Mechanismus.

Das Unangenehme, das wir erlebt haben, wird von seinem Platz verdrängt und etwas anderes nimmt seinen Platz ein.

Was den Platz des Verdrängten einnimmt, kann vielfältig sein:

- Arbeit
- Ablenkungen - kann auch eine Unheilsprache sein.
- Statussymbole: Auto, Haus, gesellschaftlicher Umgang, was derzeit „in" ist usw.
- Süchte: Rauchen, Essen, Alkohol, Sex, digitale Medien, Sport, Spielen, Arbeit,
  Beziehungen, Kontrolle u.v.a.m.
- Der Betroffene lässt andere leiden.

Der Mensch verdrängt, weil er unbewusst glaubt, dass, wenn er sich an das Schlimme bewusst erinnert, er die Schmerzen des Erlebten wieder fühlt. Das will er nicht nochmals ertragen. Dies ist menschlich verständlich. Die Barometer, an denen ich am deutlichsten erkenne, ob ich gerade etwas verdränge, sind ‚ungesundes Essverhalten‘ und ‚das Leben anderer ordnen zu wollen‘. Wenn ich nichts verdränge, vorausgesetzt ich merke dies, dann ernähre ich mich vernünftig und lasse mich und die anderen in Ruhe. Die Reihenfolge, erst lasse ich mich in Ruhe und dann die anderen, ist bewusst gewählt, denn, wenn wir uns selbst nicht in Ruhe lassen, lassen wir die anderen erst recht nicht in Ruhe. „Sich selbst in Ruhe lassen“ definiere ich für mich so: Ich bin nachsichtig mit meinen Fehlern, behandle mich liebevoll, lerne beständig, doch ohne Druck, lasse meinen Drang nach Perfektionismus los usw. Mein Name ist dabei oft keine Hilfe, denn wer GIGANTE heißt, hat die Demut NICHT mit der DNA mitbekommen. Die Affirmationen zur Stabilisierung der Lösung ab Seite 103 helfen Ihnen auch, auf dem Weg zur Aufdeckung von Verdrängtem sanft mit sich umzugehen. Das Unterbewusstsein vermittelt beim Verdrängen, um uns zu schützen:

„SCHAU NICHT HIN!“

Heilungsphase 4: Konfrontation von außen

Die anderen sprechen Sie auf Ihr Problem an. Die Website wiktionary.org gibt als Herkunft des Wortes Folgendes an: aus dem Mittellateinischen ‚*confrontatio = Gegenüberstellung*' entlehnt; vom Mittellateinischen ‚*confrontare = gegenüberstellen*'; das mittellateinische Wort ist von dem lateinischen Präfix ‚*con* = zusammen, mit' und dem Substantiv ‚*frons = Stirn*' abgeleitet. Ich stelle mir Folgendes vor: Wenn ich konfrontiert werde, stellt sich etwas vor meiner Stirn auf. Dieses ETWAS kann ich nicht mehr übersehen und ich kann auch nicht mehr darüber hinwegsehen.

Das kann passieren, wenn sich in Ihrem Umfeld mutige, diplomatische, wohlwollende oder auch plumpe Menschen befinden, die direkt sagen, was sie denken, wenn Sie in ihren Augen etwas „falsch machen" bzw. wo Ihr „blinder Fleck" (die Anteile in Ihnen, die Sie selbst nicht sehen können) liegt.
Dies passiert z. B. durch DU-Botschaften oder Ratschläge:

- DU isst zu viel. DU frisst!
- DU arbeitest zu viel!
- DU musst weniger arbeiten!
- DU solltest in den Urlaub fahren!
- DU musst Dich mit deiner Frau/deinem Mann/deiner Schwiegermutter usw. vertragen!
- DU hast nur Arbeit im Kopf!
- DU gehst Problemen aus dem Weg!
- DU lässt Dich schlecht behandeln!
- DU behandelst … schlecht!

Einen Rat, wenn Sie erlauben, wie Sie im ersten Moment am besten mit dieser Konfrontation umgehen:

Nehmen Sie die Botschaft auf, denken Sie darüber nach und lassen Sie den Botschafter ziehen!

Selbstverständlich können Sie sich dafür bedanken, sofern Sie wirklich Dankbarkeit spüren. Sie brauchen aber auch gar nicht darauf reagieren oder können die Reaktion auf später verschieben. Dadurch sparen Sie Energie, die Sie besser darauf verwenden, sich mit der Botschaft auseinanderzusetzen. Und selbstverständlich dürfen Sie die Botschaft, sofern Sie in Ihren Augen nicht stimmt, auch später zurückgeben. So wie Sie nicht alles essen müssen, was Ihnen serviert wird, müssen Sie nicht alles annehmen, was man Ihnen entgegenbringt oder sagt.

Selbst wenn vom Konfrontierenden die allerbeste Absicht vertreten wird, so sind Sie vielleicht versucht, wenn Sie kritisiert werden, die Kritik mit verschiedenen Mechanismen SOFORT zurückzuweisen: Widerstand, Ablehnung, Rationalisieren, Abwehren, Erklärungen, Rechtfertigen, Verdrängen usw. (siehe auch Abwehrmechanismen nach Freud). Erläuterungen dazu finden Sie in den Heilungsphasen 3 und 10.

Wenn Sie die Botschaft ablehnen, lehnen Sie oft ohne Absicht den Botschafter gleich mit ab. Oder die Beziehung ist ohnehin nicht positiv, dann ist der Botschafter von vornherein abgelehnt. „Was für ein ...!“ “Was erlaubt er sich?“ „Ich glaube, er hat etwas gegen mich!“ usw.

Das können Sie so lange tun, bis Sie die Botschaft komplett vergessen haben und jetzt Ihre Aufmerksamkeit auf den Botschafter lenken, anstatt auf sich und Ihr Anliegen.

Die Botschafter können ‚Spiegel‘ nach C.G. Jung (1875-1961), ‚Arschengel‘ nach Robert Betz (*1953) oder ‚Therapiegeschenke‘ sein. Das Geschenk ist vielleicht nicht schön verpackt bzw. als Geschenk erstmal gar nicht zu erkennen. Sie brauchen sich auch gar nicht bedanken, doch sollten Sie den Botschafter nicht angreifen. Falls er oder die Botschaft für Sie unangenehm ist, können Sie sich im ersten Moment von ihm distanzieren, äußerlich bzw. innerlich.

Heilungsphase 5: Widerstand - Ich habe das Problem nicht

Wenn Sie auf eine Äußerung mit einer inneren Abwehr reagieren, ist Ihre Haltung:

„Ich widersetze mich."

Sie weigern sich und schmettern unter Umständen eine heftige Reaktion zurück.
Solche Sätze oder Aussagen können fallen, wenn sich jemand im Widerstand befindet:

„Du (der Konfrontierende) siehst Gespenster!"

„Es stimmt nicht!"

„Das siehst du falsch!"

„Das hast du falsch verstanden!"

Je nachdem, wie geschickt die Person, die im Widerstand steht, in Rhetorik und/oder im Manipulieren ist, kann diese Person sogar den Spieß umdrehen und wie folgt reagieren:

„Ich danke dir sehr für dein Bemühen, doch es ist zwecklos. Ich habe das Problem nicht."
„Es ist zwar gut gemeint, aber du liegst falsch."
Mit dem Wort ‚aber' drückt man das Gegenteil dessen aus, was vorher gesagt wurde oder schränkt es mit ‚doch' zumindest ein.
„Ich glaube, dass DU das Problem hast."
„Ja, aber …" ist der Klassiker!

Während es in der Heilungsphase 3 das **Unterbewusstsein** ist, das uns „Schau nicht hin, denn es tut weh!" vermittelt, um uns zu schützen, beginnen wir in dieser Heilungsphase schon VAGE zu sehen, dass wir das Problem
VIELLEICHT,
EVENTUELL, EIGENTLICH,
UNTER UMSTÄNDEN,
MÖGLICHERWEISE,
DOCH haben KÖNNTEN.

Wir wehren uns aber noch dagegen und das **Bewusstsein** sagt jetzt: „Ich habe das Problem nicht!" Das Bewusstsein übernimmt die Verteidigung (in der Psychologie als ‚Rationalisieren' bezeichnet) und erklärt auch gerne, warum der Botschafter mit der Anklage falsch liegt. Diese Erklärungen erscheinen häufig sehr logisch.

Heilungsphase 6: Konfrontation durch Zufälle

Andere sprechen Sie auf Ihr Problem an oder Sie sehen das Problem bei anderen. Sie sehen Begebenheiten, die zufällig mit dem Problem, wenn auch nicht mit Ihnen, zusammenhängen. Das häuft sich und zwingt Sie deswegen, sich schon wieder damit AUSEINANDER ZU SETZEN.

Diese Zufälle begegnen Ihnen auch, wenn Sie das Problem schon längst gelöst haben, jedoch sehen Sie diese dann von einer anderen Seite.

Und wenn die Zufälle unsere „Freunde“ werden, und daran glaube ich fest, dann erkennen wir diese und begrüßen sie vielleicht mit den inneren Worten:

„Ach, da bist du ja (wieder)!
Was willst du mir diesmal sagen? Was muss ich noch lernen?“

Kausal (Zusammenhang zwischen Ursache und Wirkung) nicht erklärbare Phänomene werden mit dem Begriff Synchronizität beschrieben.

Beispiele, wie Zufälle auftreten können:

- Sie beschäftigen sich mit einem Thema, sitzen beim Arzt, schlagen eine Zeitschrift auf und entdecken einen Artikel darüber.
- Sie beschäftigen sich mit einem Thema und treffen auf eine Person, die sich auch damit beschäftigt oder die Ihnen Informationen dazu liefert, ohne dass Sie danach gefragt haben.
- Sie schalten den Fernseher ein und entdecken eine Sendung/einen Film, die/der sich mit Ihrem Thema beschäftigt.
- Jemand fragt Sie um Rat zu IHREM Thema.

Viele Menschen wissen, was Zufälle sind. Die Menschen spalten sich in zwei Lager: Die einen glauben, dass Zufälle *zufällig* passieren, als Glücksfall oder als Pech, um ähnlich verwendete Begriffe zu nennen. Die anderen, zu denen ich gehöre, sind davon überzeugt, dass Zufälle uns auf etwas hinweisen oder uns dabei unterstützen, mit unserem Thema/Anliegen weiterzukommen. Ausführliche Erläuterungen zu Zufällen finden Sie in ‚*Die Prophezeiungen von Celestine*' von *James Redfield* (Buch und Film).

Heilungsphase 7: Konfrontation – ein anderer hat das Problem

Für mich gehört die obige Konfrontation zu den Zufällen.

Ich nenne sie auch

„Ich-habe-nichts-damit-zu-tun-Syndrom“.

Sie erkennen das Problem bei dem anderen, jedoch nicht bei sich selbst.

Ein anderer hat das Problem (auch).

Wenn Sie darauf angesprochen werden, sagen Sie zum Konfrontierenden: „Du siehst es falsch. Ich habe das Problem nicht, aber … hat es.“

Die Steigerung davon: Sie helfen der Person, die das Problem hat, mit Rat und Tat. Dadurch werden Sie noch mehr von sich abgelenkt und müssen sich nicht mit sich selbst beschäftigen.

Leider/Gott sei Dank ist das Leben hartnäckig und präsentiert das Thema immer wieder, bis es gelöst ist.

Oft ist es so, dass z. B. die Eltern ein Problem mit sich tragen, manchmal ihr ganzes Leben lang. Die Tochter/Der Sohn schaut darauf, verurteilt vielleicht das Problem samt Eltern und merkt nicht, dass er/sie das gleiche Problem hat, es aber abstreitet.

Oder Sie helfen Menschen, die sich wiederum für andere opfern oder helfen Bedürftigen, älteren Menschen, arbeiten ehrenamtlich usw. und merken nicht, dass Sie selbst ganz bedürftig sind und Hilfe brauchen. Sie fühlen sich stärker als andere, oft sind Sie es auch. Das widerspricht aber nicht der Tatsache, dass Sie selbst Hilfe bedürfen, doch dies noch nicht (ein-)sehen können.

Damit schieben Sie das Problem und Ihre Verantwortung von sich weg.

Im Wort *Verantwortung* steckt das Wort *Antwort.* Das heißt, schieben Sie die Verantwortung von sich weg, schieben Sie auch die Antwort auf Ihr Anliegen von sich. Wenn Sie Fragen stellen, können Antworten kommen. Wenn Sie keine Fragen stellen, kommen keine Antworten. Oder Ihnen begegnen Zufälle, deren Botschaft unerkannt bleibt.

Heilungsphase 8: Konfrontationen und Zufälle häufen sich

- Bilder, die Sie mit Ihrem Thema assoziieren
- Erzählungen anderer Menschen, die das Problem auch haben und nichts dagegen tun
- Erzählungen anderer Menschen, die das Problem auch haben und nach einer Lösung suchen
- Erzählungen anderer Menschen, die das Problem auch hatten und gelöst haben
- Sie werden zum Thema um Hilfe gebeten
- Filme
- Freunde, Bekannte, Nachbarn, Kollegen, Therapeuten, Coaches, der Chef oder andere sprechen darüber oder sprechen Sie an.
- Zeitschriften
- Bücher
- Internet
- Assoziationen werden durch **Vieles** und **überall** in Ihnen ausgelöst.
- Sendungen im Fernsehen
- Sendungen im Radio
- Bilder, die **plötzlich und** anscheinend **unerwartet** auftauchen
- Träume
- Gedanken
- Gefühle
- Sie haben den Eindruck, dass die ganze Welt über Ihr Thema spricht usw.

Im Übrigen, wenn Sie sich mit Zufällen beschäftigen und daran glauben, dass diese Sie weiterbringen, begegnen sie Ihnen immer häufiger. Dies passiert auch, wenn Sie nicht alles kontrollieren wollen oder müssen und stattdessen eine offene Haltung einnehmen.

Heilungsphase 9: Ich befürchte, ich habe doch etwas mit dem Problem zu tun

Jetzt beginnen Sie langsam, Ihren **Widerstand abzubauen**. Manchmal ereilt Sie eine Krankheit, die auch eine Chance darstellt; vor allem, wenn diese eindeutige körperliche Schmerzen verursacht. Sie teilen es noch nicht offen mit, doch Sie beobachten die Zufälle und Konfrontationen und fangen an, selbstkritisch darüber zu reflektieren.

Jetzt kann sogar ein innerer Kampf beginnen. Verschiedene Stimmen* in Ihnen sagen:

- „Ich schaue mir das Thema an und beschäftige mich damit."
- „Mich betrifft das Thema nicht, und ich kann eigentlich so weiterleben wie bisher."
- „Schau hin! Schenk Dir und dem Thema Aufmerksamkeit!"
- „Wenn Du Dich damit beschäftigst, kann es unangenehm werden. Lass es lieber sein!"

und so weiter und so fort.

Es können sehr viele Stimmen in Ihnen miteinander diskutieren.

Was in Ihnen passiert, ist ganz natürlich!

Hören Sie jede Stimme an! Über die nächsten Schritte entscheiden NUR SIE!

Wenn Sie die Stimmen anhören, können diese Sie viel über sich selbst lehren. Und auch hierfür kann Sie die Übung auf der Seite 26 weiterbringen.

---

* Stimmen: Hier muss ganz klar differenziert werden. Mit Stimmen sind hier Botschaften aus unserem Inneren gemeint und sie sollten kein Symptom einer psychischen Störung wie z. B. Wahn oder Schizophrenie darstellen. Sollten Sie unter einer psychischen Krankheit leiden, die 'Stimmen hören' als Symptom beinhaltet, so müssen Sie sich unbedingt an einen Psychiater wenden.

Heilungsphase 10: Ich habe etwas mit dem Problem zu tun, übernehme aber noch nicht die volle Verantwortung dafür

… oder benenne (scheinbare) Gründe, warum ich das Problem doch behalten muss und es nicht ändern kann.

Wenn andere Sie auf das Problem ansprechen, finden Sie *Er-klärung-en*, die zwar nichts klären, aber Ihnen scheinbar helfen, sich nicht mit dem Problem auseinanderzusetzen und es schon gar nicht lösen zu müssen. Dadurch schützen Sie sich vor weiteren, unangenehmen Fragen, die die anderen stellen. Fragen, die Sie sich eigentlich selbst stellen sollten.

Eigene Verantwortung wird anderen zugeschoben.

„Wenn mein Vater nicht rauchen würde …“ „Wenn meine Freunde nicht rauchen würden …“

Hier finden Sie Beispiele für obige Erklärungen und einige Abwehrmechanismen nach Dr. Sigmund Freud mit praktischen, beispielhaften Aussagen:

Identifikation: „Mein Vater raucht/rauchte, also rauche ich auch.“

Regression: „In der Clique raucht jeder.“

Rationalisierung: „Ich brauche ein Ventil für meinen Stress.“

Verdrängung: ein Schutz der Seele vor Wiederholung der bereits erlebten Schmerzen - siehe Heilungsphase 3

Widerstand: Ich widersetze mich - siehe Heilungsphase 5

<u>Ablehnung von Ratschlägen und Hilfsangeboten:</u>
„Das ist zwar nett von dir, ABER ..."

Ab dem Zeitpunkt, wo Sie ein ABER in einem Satz hören, gehen Sie davon aus, dass der erste Teil des Satzes eingeschränkt wird oder überhaupt nicht so gemeint ist.
Weitere Beispiele widersprüchlicher Aussagen und Ablehnung von Hilfsangeboten sind:
„Ich würde ja gern, ABER ..."
„Sei mir nicht böse, ABER ..."
„Ich meine es gut, ABER ..."
„Ich mag dich, ABER ..."
„Du hast es richtig gemacht, ABER ..."
„Mir geht es gut, ABER ..."
„Er ist nett, ABER ..."
„Ich GLAUBE, das Problem gehört zu mir, ABER
ich habe GUTE GRÜNDE für mein Verhalten."

Resignation bzw. eine hoffnungslose Haltung drückt folgender Satz aus:
„Es ist ohnehin schwer, aufzuhören. Das schaffe ich nicht."

Wenn Sie obige Aussagen lang genug ausgesprochen und/oder hier gelesen haben, dann beginnt der Prozess der Auseinandersetzung mit der

AKZEPTANZ:

- Akzeptanz Ihrer selbst mit all Ihren Schwächen und Stärken;
- Akzeptanz der Abwehrmechanismen, ohne diese oder sich selbst abzuwerten;
- Akzeptanz der Tatsache, dass Sie das Problem schon so lange mit sich herumtragen;
- Akzeptanz des Problems selbst, so wie es ist.

Heilungsphase 11: Bereitschaft, das Problem kennenzulernen und Ablehnung der Abwehrmechanismen

Erst, nachdem Sie ERKANNT UND (!) ANERKANNT (Das sind zwei unterschiedliche Prozesse!) haben, dass Sie die in der Heilungsphase 10 genannten Abwehrmechanismen benutzt haben, um nichts zu ändern, kann diese Heilungsphase eintreten. Für diese Heilungsphase entscheiden Sie sich bewusst!

Es ist eine bewusste Entscheidung, das Problem kennenzulernen. Vielleicht wollen Sie auch dessen Ursachen kennenlernen, doch das ist zur Lösung nicht immer notwendig. Klienten kommen zu mir mit verschiedenen Aufträgen: Manchmal wollen sie z. B. die Ursachen von Sucht erkennen, manchmal wollen sie die Sucht loslassen.

Mit beiden Anliegen/Aufträgen geht die Bereitschaft zur Reflexion und die Ablehnung der Abwehrmechanismen einher, die sich zwar zwischendurch immer wieder melden, doch immer schneller erkannt und zur Seite geschoben werden. Zu diesem Zeitpunkt entstehen erste Überlegungen, wie eine Lösung aussehen könnte.

Wenn Sie sich mit den Ursachen auseinandersetzen, sind **Akzeptanz** dieser und später eine **positive Haltung** diesen gegenüber ganz wichtig. Mit dieser Haltung werden Sie fast jedes Problem, worüber SIE die Macht haben, es aus Ihrem Leben zu entlassen, am schnellsten los.

ACHTUNG: Diese Haltung darf nicht mit einem Abwehrmechanismus verwechselt werden! Derselbe Satz, z. B. „Auch mein Vater hat geraucht“, kann ein Abwehrmechanismus sein, ohne eine Änderung anzustreben oder im Laufe des Prozesses als Ursache erkannt werden.

Verstehen Sie den Unterschied? Die Haltung dazu, das Bewusstsein darüber und das aktive Anstreben einer Lösung machen den Unterschied!

Spätestens jetzt besteht die Bereitschaft dazu, auch professionelle Hilfe anzunehmen.

Sie stellen Fragen, suchen Antworten, setzen sich auseinander, sprechen mit Menschen darüber, werden authentischer, erzählen von sich und Ihrem Anliegen, forschen, denken nach, beobachten Ihre Gefühle und Wahrnehmungen; ergründen, was Sie wann und warum machen, beobachten sich, suchen Ratschläge und Erfahrungen von anderen usw. SIE SIND AKTIV!

Heilungsphase 12: Das Universum schickt deutliche Hilfen

Die Bereitschaft, das Problem kennenzulernen, die Ablehnung der Abwehrmechanismen und damit die bewusste Übernahme der eigenen Verantwortung machen Tür, Tor, Fenster, Luken, Eingänge, Bewusstsein, Verstand, Herz und noch viele andere **Kanäle** für alle möglichen Hilfen auf. Diese kommen in Form von

- Erkenntnissen, die uns weiterbringen,
- Informationen, die uns zufliegen,
- Fragen, die uns beantwortet werden, ohne sie verbal ausgesprochen zu haben,
- weiteren Zufällen, die wir ab sofort auch als Hilfe erkennen,
- Einfällen und logischen Schlussfolgerungen unseres Verstandes,
- Gefühlen, die wir bewusst wahrnehmen und die (endlich) unsere Beachtung bekommen,
- Menschen, die uns weiterbringen: gewollt, gesucht, zufällig oder unbeabsichtigt,
- Fortschritten,
- deutlichen Zeichen zum Erkennen der Vorboten von Rückfällen in altes Verhalten,
- Bewusstheit: Rückfälle werden erkannt, verhindert, umgangen oder schnell bearbeitet; somit stellen diese Fortschritte dar.

Ab diesem Punkt gibt es positiv gesehen KEIN ZURÜCK mehr.

Die positive Entwicklung manifestiert sich.

Sie sind nun auch in der Lage, die Hilfen zu sehen, diese als Hilfe anzuerkennen und anzunehmen.

Ich sehe das so:

Sobald wir uns für die Lösung öffnen und die nötige Arbeit dafür tun, öffnen sich die Lösungswege für uns!

Heilungsphase 13: Kapitulation – ich erkenne an, dass das Problem zu mir gehört

Ich weiß, dass Kapitulation nicht unbedingt positive Assoziationen hervorruft. Ich biete Ihnen für diesen Sachverhalt noch folgende Synonyme an: *Eingeständnis – Bekenntnis* – Zugeben. Ich habe die Bedeutungen von ***kapitulieren*** recherchiert und führe hier als sprachliche Opportunistin lediglich jene Bedeutungen auf, die mir für die Bearbeitung eines Anliegens am geeignetsten erscheinen:

- das **Aufgeben** aller Abwehrmechanimen, die dazu beigetragen haben, das Problem an Sie zu binden und nicht zu lösen
- **nachgeben:** Der Krieg/der Kampf ist vorbei.
- **sich ergeben** und somit auch den Kampf beenden
- **Waffen niederstrecken:** Abwehrmechanismen, Versteckspiele, Masken, So-tun-als-ob-Verhalten, Ablenkungen, eigene Verantwortung leugnen usw.
- **keinen Widerstand mehr leisten**
- ***kapitulieren*** kommt aus dem Französischen ***capituler***, was bezüglich eines Vertrages verhandeln bedeutet. Besonders diese letzte Definition ist doch sehr positiv, oder?

Ich verhandle einen neuen Vertrag mit mir aus.

<u>Dafür stellen Sie sich bitte folgende Fragen:</u>
Wohin will ich?
Was bin ich bereit zu zahlen?
Wie viel Zeit möchte ich jeden Tag/jede Woche für die Lösung aufwenden?
Was geht für mich gar nicht?
Möchte ich Hilfe in Anspruch nehmen?
Wenn ja, von wem? Von wem nicht?

Wenn nein, warum nicht?
Glaube ich, ich muss alles allein lösen?
Woher kommt dieser Glaubenssatz? usw.

Für diese Verhandlungen finden Sie auf der Seite 11 weitere Fragen und Anregungen, die Sie nach Belieben erweitern können.

<u>Und hier ein paar Beispiele für die Formulierung einer Kapitulation:</u>

Ich bin Alkoholiker. ODER Ich missbrauche den Alkohol.
Ich behandle meine Frau/meinen Mann schlecht.
Ich vernachlässige meine Kinder.
Ich arbeite zu viel.
Ich misshandle meinen Körper.
Ich will beliebt sein und handle gegen meine Prinzipien.
Ich vertrage keine Kritik und nehme alles persönlich.
Ich traue mir nichts zu.
Ich glaube, dass ich nicht gut genug bin.
Ich fühle mich depressiv/ständig traurig. Mir macht nichts Freude.
Meine Beziehung/Ehe läuft nicht gut. Ich wollte dies bis jetzt nicht wahrhaben.
Meine Arbeit macht mir schon lange keinen Spaß mehr.
Ich fange ständig Streit an.
Ich manipuliere Leute, damit sie das machen, was ich möchte.
Ich lasse mich emotional erpressen: „Wenn du … nicht machst, dann …“
Ich lasse mich schlecht behandeln und kann mich noch nicht wehren.
Ich habe Erwartungen.
Ich muss alles kontrollieren.
Ich kann nicht allein sein.
Ich muss ständig etwas zu tun haben.

Diese Heilungsphase ist das **ehrliche Eingeständnis** dessen, worum es geht; nicht mehr und nicht weniger, ohne Kommentare, ohne

Entschuldigungen, ohne Anschuldigungen, vorerst auch ohne Lösungen. Es gilt, einfach nur das auszusprechen, worum es geht. Mit diesem ehrlichen Eingeständnis schreiten Sie erfolgreich in die Heilungsphase 14 bzw. sind automatisch schon dort.

Heilungsphase 14: Übernahme der eigenen Verantwortung

Diese Heilungsphase beginnt nicht erst jetzt, sondern kann bereits in fast jeder der vorhergehenden Phasen angefangen haben.

Es gibt keine Verantwortung ohne ehrliches Eingeständnis.

Ohne Übernahme der Verantwortung kann kein ehrliches Eingeständnis erfolgen.

Vor allem die Heilungsphasen 13 und 14 könnte man in ihrer Reihenfolge miteinander austauschen.

Sobald Sie sich das Thema eingestanden haben, sollten Sie sich erleichtert fühlen.
Sie haben damit Ihre Seele und/oder Ihr Gewissen entlastet.

Die ganze Energie, die Sie bis jetzt vergeblich darauf aufgewendet hatten,

- um die Abwehrmechanismen aufrechtzuerhalten,
- um das Problem künstlich fernzuhalten und erfolglos zu bekämpfen,
- um die Konfrontationen abzuwehren

können Sie nun für die Lösung verwenden.

**Nur mit der Ver-Antwort-ung
kann auch die Antwort kommen!**

Ihre nun vorliegende Bereitschaft zur Reflexion wird um die Neugier erweitert, das Thema noch tiefer kennenzulernen und die eigenen vorhandenen Grenzen zu überschreiten. Gleichzeitig sollten Sie sich Hilfe suchen, vielleicht sogar professionelle, z. B. einen Coach oder einen Berater, der auch qualifiziert ist. Scheuen Sie sich nicht, die Professionalität des Fachmanns zu überprüfen, indem Sie fragen, welche Qualifikationen dieser besitzt und stellen Sie die für Sie wichtigen Fragen.

<u>Die folgenden Fragen helfen Ihnen bei den weiteren Schritten:</u>

Wie sieht die Lösung aus?
Welche Einzelschritte führen mich dorthin?
Was ist der erste/nächste Schritt?
Was kann ich selbst tun?
Was muss ich unbedingt tun?
Was muss ich lassen?
Was kann mir helfen?
Wer kann mir dabei helfen?

Wenn man die eigene Verantwortung übernimmt, wird das eigene Leben nicht automatisch und nicht immer gleich leichter, doch bewusster, selbstständiger und freier.

Dadurch werden Abhängigkeiten abgelegt. Und irgendwann wird es auch leichter, vorausgesetzt, man ist bereit, den Preis für die Veränderung zu zahlen, siehe auch *12 Fragen, die Sie sich stellen sollten …*

Heilungsphase 15:
Leben mit dem Problem

Da Sie die Entscheidung getroffen haben, Ihr Problem kennenzulernen und es somit nicht mehr ablehnen, gehen die Konfrontationen von nun an für alle Beteiligten friedlicher vonstatten. Der Kampf ist vorbei. Eine liebevolle Annahme des Problems und dessen Ursachen ist nun Ihr Bestreben.

Gleichzeitig behandeln Sie sich selbst gut. Ihr neuer Glaubenssatz, wenn er noch nicht vorhanden war, macht sich auf den Weg:

**„Ich HABE ein Problem,
ich BIN NICHT das Problem!"**

Ich akzeptiere dann wohlwollend, dass das Problem ein Teil meines Lebens ist, wenn auch ein unangenehmes. Da Sie sehen, dass es NUR EINEN Teil Ihres Lebens ausmacht, können Sie alle anderen, auch positiven Anteile Ihres Lebens anerkennen und das Problem verliert seine vielleicht übergroße Macht. Nicht das Problem macht etwas mit Ihnen, sondern SIE machen etwas mit dem Problem.

Das Leid werden Sie in dieser Heilungsphase trotzdem noch ein bisschen ‚pflegen', weil es so vertraut ist und schon so lange bei Ihnen ist und Sie es NOCH NICHT verlieren müssen, wollen oder können.
Ich empfehle meinen Klienten immer, wenn sie ein unangenehmes Thema mitbringen: „Versuchen Sie, das unangenehme Thema/Ihr Problem, das Sie eigentlich loswerden wollen, wie ein trotziges Kleinkind zu sehen und zu behandeln, WIE **IHR** TROTZIGES KLEINKIND! Wenn das Kind trotzig ist und Ihnen auf die Nerven geht, würden Sie es dennoch waschen und pflegen und ihm etwas zu essen geben, oder? Sie würden es nicht einfach verwahrlosen lassen. Wenn das Kind sieht, dass Sie es trotz seines trotzigen Verhaltens annehmen, also deswegen

nicht verurteilen/ablehnen/ignorieren usw., kann es sein Verhalten ändern. Wenn Sie aber auch mit Trotz reagieren und es partout ablehnen, macht es vielleicht erst recht weiter. Machen Sie das bitte auch mit Ihrem Problem! Sie müssen es nicht - in übertragener Bedeutung - mit dem besten Essen füttern und ihm nicht die Sonntagskleidung anziehen, Alltagswäsche und gewöhnliche Nahrung tun es auch. Es verhungert nicht, wird aber weder abgelehnt noch weggeschickt." Der Satz zu ihm und damit auch Ihre neue Haltung ihm gegenüber lautet nun:

„Du nervst, darfst aber bleiben!"

Das Problem muss nicht geliebt werden, aber es wird toleriert. Damit ebnen Sie den Weg für die Trennung. Denn wir wissen doch alle: Was machen trotzige Kinder, wenn man ihnen sagt: „Hör auf! Geh weg! usw."? Sie bleiben erst recht da. Ist es nicht so? Stattdessen lernen Sie das Problem und dessen Ursachen kennen und anzuerkennen.

Dadurch werden Sie größer und das Problem kleiner und Sie landen schließlich in der nächsten Heilungsphase.

Heilungsphase 16: Entwickeln einer Abneigung gegen das Problem

In dieser Heilungsphase steigen die Selbstannahme und die Selbstliebe; gleichzeitig lehnen Sie das Problem ab, doch nun auf eine gesunde Weise.

Das Problem verliert seine große Macht und ärgert Sie nicht mehr wie ein trotziges und nervendes Kind, nimmt an Ihrer linken Seite Platz und ist wesentlich kleiner als Sie.

Sie verlassen Ihre passive Opferhaltung und werden aktiver Schöpfer Ihres Lebens.

Sie haben das Problem ans Licht gebracht. Somit kann es Sie nicht mehr von innen steuern, sondern SIE haben es jetzt in der Hand.
Der bewusst empfundene Leidensdruck und die Ablehnung werden jeden Tag größer.
Die bisherigen Phasen:

1. Sie haben vielleicht gelernt, wie Ihnen das Problem bis jetzt GEDIENT hat, das heißt womöglich und unbewusst vor größerem Schaden bewahrt hat.
2. Sie haben Ihre Erkenntnisse anerkannt und geachtet.
3. Sie haben den bisherigen, versteckten Gewinn in Ihre Biografie und in Ihr jetziges Leben integriert.

Nun können Sie Alternativen entwickeln, um das Problem von sich zu lösen.

Hierbei könnten Sie versucht werden, in das alte, schlechte, aber vertraute Verhalten zurückzufallen. Es dauert eine Weile, bis das neue Verhalten so selbstverständlich gelebt werden kann, wie Sie das alte gelebt haben. Ich glaube, **Geduld, Ausdauer und omnipräsente Selbstliebe** (allgegenwärtige Selbstliebe) werden Sie ans Ziel führen: Sie müssen Geduld mit dem Ergebnis haben, denn Sie können Ihr Verhalten ändern, aber das Ergebnis nicht endgültig bestimmen und auch nicht die Zeit seines Eintreffens. Ausdauer bedeutet, immer dran zu bleiben; etwas zu tun, aber auch sich auszuruhen; Zwischenbilanz zu ziehen; sich Rückmeldungen zu holen, denn Sie können sich selten objektiv betrachten. Stete Bewegung bringt Sie nicht immer ans Ziel oder es kann passieren, dass Sie schon am Ziel sind, es aber nicht merken, weil Sie nie stehen bleiben. Rückfälle gehören dazu. Mir gefällt die Maxime: „Fast jeder Rückfall ist auch ein Vorfall bzw. Fortschritt!" Auch Scheitern (Heilungssprache) ist für mich positiv: Wenn ich scheitere, heißt es, dass ich es versucht habe. Wenn ich viel versuche, dann kann ich auch häufig scheitern, doch ich erreiche auch viel!

„Es ist keine Schande hinzufallen, aber es ist eine Schande, einfach liegen zu bleiben", lautete die Devise von Theodor Heuss (Bundespräsident, 1884-1963).

Die Selbstliebe manifestiert sich (wird sichtbar) spätestens in der Heilungsphase 9. **Selbstliebe muss man immer und überall pflegen**, sodass sie allgegenwärtig ist.

Hier ein paar Impulse, wie Sie Ihre Selbstliebe leben können:

- Körperhygiene: Reinigung, saubere Kleidung, individuell angemessene Mode usw.
- Gedankenhygiene: Positivität, Gedankenkontrolle, Informationen filtern usw.
- Seelenhygiene: Was tut mir gut? Ein gutes soziales Umfeld schaffen usw.
- Körper pflegen: gut essen und ausreichend trinken, genug schlafen, sich bewegen usw.

- Intellekt pflegen: lesen, sich weiterbilden, angemessen fördern und fordern usw.
- Seele pflegen: sich mit Spiritualität, Religion, Philosophie, Geisteswissenschaften, Schöpfung o. Ä. beschäftigen, sich in der Natur bewegen, Gefühle ernst nehmen/nicht abwerten/eventuell hinterfragen
- in einer ordentlichen und sauberen Umgebung leben/arbeiten/sich aufhalten
- sich ab und zu einen Luxus gönnen, so wie SIE Luxus definieren

Deswegen ermuntere ich Sie, wenn Sie glauben, dass Ihre Entwicklung stagniert, Sie nicht weiterkommen und frustriert sind, zu hinterfragen:

- Fehlt es mir an Geduld, Ausdauer oder Selbstliebe?
- Bin ich mit mir selbst befreundet? Kann ich in den Spiegel schauen und sagen:
- „Ich mag mich"?
- Bewege ich mich auf allen drei Ebenen (körperlich, geistig, seelisch)?
- (Warum) glaube ich, schon genug getan zu haben?
- Sehe ich (nicht) die Fortschritte, die ich schon gemacht habe?
- Habe ich die Ziele zu hoch gesteckt?
- Brauche ich Hilfe von einem Coach?
- Habe ich einen der obigen Punkte zur Pflege der Selbstliebe in letzter Zeit vernachlässigt?

Heilungsphase 17: Angst vor der Leere, wenn das Problem verschwindet

Je nachdem, wie viel Platz das Anliegen in Ihrem Leben eingenommen hatte, ist die Leere größer oder kleiner. Hier ein paar Beispiele:

- Wenn Sie sich um andere Menschen gekümmert haben, die sich eigentlich selbst um sich kümmern können (erwachsene Kinder, Eltern, Ehemänner, Ehefrauen usw.), haben Sie plötzlich ganz viel Zeit, womit Sie erstmal nichts anfangen können.

- Wenn Sie 10 oder 20 Zigaretten pro Tag geraucht haben, wofür Sie insgesamt 50 oder 100 Minuten aufgewendet haben, steht nun diese FREIE Zeit zur Verfügung. Diese will gefüllt werden, doch auch die Gewohnheit will durch etwas anderes ersetzt werden. Sie wollen etwas in Händen halten, etwas in den Mund stecken. Sie greifen immer wieder in die Hosentaschen, in denen jetzt keine Zigaretten mehr sind. Sie suchen das Feuerzeug usw.

- Bei mir war es der Gang zum Kühlschrank. Ich habe Küchenschränke aufgemacht, um etwas zu essen herauszuholen. Als ich aufgehört habe, ständig zwischendurch einen Keks, ein Stück Schokolade, eine Scheibe Brot, ein Bonbon, ein Stück Käse, eine Scheibe Schinken, einen Cracker, ein Glas Saft usw. zu mir zu nehmen, war die Gewohnheit in meinem Körper noch gespeichert. Der Körper signalisierte mir mehrmals am Tag: „Geh in die Küche!“, wie ein (nervendes) Kind, das ständig etwas will. Ich musste meinen Körper und meine Gedanken umgewöhnen. Stattdessen habe ich Alternativen entwickelt, die Sie in der nächsten Heilungsphase finden werden.

- Wenn Sie jahrzehntelang viel gearbeitet haben und nun die Rente ansteht, müssen mindestens 40 Wochenstunden gefüllt werden, ansonsten kann es sein, dass Sie „in ein Loch fallen“ werden. Das ist die Lücke, worüber Sie sich am besten vor dem Rentenalter Gedanken machen sollten.

- Wenn Sie als Frau jahrelang Erziehungsarbeit und Hausarbeit geleistet haben, vielleicht für die Karriere Ihres Mannes Ihre eigene vernachlässigt haben, die Kinder nun auf eigenen Beinen stehen, womit füllen Sie die Zeit, die Sie nun für sich haben?

- Wenn Sie jahrelang krank waren, die Krankheit gepflegt und Ihre Konzentration, Ihre Energie, Ihre Zeit und Ihr Geld darin investiert haben, brauchen Sie ein neues Ziel für Ihre Ressourcen.

Es ist vielleicht im ersten Moment schwer, sich vorzustellen, dass man **Schwierigkeiten** hat, **etwas Negatives loszulassen.**

Die Lücke, die ein Problem hinterlässt, wenn es geht, macht uns Sorgen. Bei meinen Klienten und bei meiner persönlichen Entwicklung beobachte ich,

wie schwer es sein kann,
sich Gutes zu tun und Positives anzunehmen.

Wenn die Angst vor der Leere oder vor dem Neuen oder vor beidem sehr groß ist, kann es vorkommen, dass Sie einen Rückschritt in altes Verhalten tun und das Leid ‚pflegen‘, weil es noch so vertraut ist. Damit ist auch die Leere wieder gefüllt und Sie müssen die Angst nicht mehr spüren. Außerdem brauchen Sie damit keine weiteren Schritte mehr zu unternehmen.
AUCH DAS IST IN ORDNUNG und gehört zum Wachstumsprozess dazu. Akzeptieren Sie es! Es wird auch weiterge-

hen. Nehmen Sie sich eine Pause und machen Sie sich bewusst: „Ich kann im Moment nicht weitergehen. Die Angst ist zu groß. AUCH DIESER ZUSTAND GEHT VORÜBER. Ich halte inne. Ich mache eine Pause. Ich ruhe mich aus. Ich hole mir Hilfe." Je eher Sie sich eingestehen, wo Sie stehen, je eher Sie eine Pause einlegen, wenn diese nötig ist, desto schneller schreiten Sie in Ihrer Genesung zur Lösung voran.

Und der Rat, den ich in diesem Werk am meisten gebe: Sie müssen ihr Anliegen nicht allein lösen. Sie müssen nicht allein bleiben. Vielleicht waren Sie es gewohnt, alles allein bewältigen zu müssen. Dann wird es Zeit, etwas Neues auszuprobieren. Suchen Sie Hilfe! Nehmen Sie Hilfe an! Jeder ist berechtigt, um Hilfe zu bitten. Schicken Sie eine Botschaft ans Universum, dass Sie Hilfe benötigen. Seien Sie offen für die Hilfe, die kommt. Vielleicht ist es nicht die Hilfe, die Sie erwarten; doch alles, was kommt, wird Sie weiterbringen, wenn Sie es konstruktiv nutzen. Dessen bin ich mir sicher.

Heilungsphase 18: Was kommt nach dem Problem?

Was bleibt Ihnen, wenn Sie das Problem „verlieren“? Es kann Angst vor der Lücke entstehen und Sie vielleicht veranlassen, kurzfristig ins gemütliche Elend zurückzukehren. Auch das ist in Ordnung. Das nennt sich Rückfall und gehört zur Lösung dazu. Ich kenne NIEMANDEN, der ein Problem OHNE Rückfälle gelöst hat, siehe auch Heilungsphase 21 „Rückfälle“.

Die Heilungsphase 18 kann sich mit den Heilungsphasen 16 und 17 beliebig lang abwechseln.

In dieser Heilungsphase entwickeln Sie die ersten vagen, aber **positiven Alternativen.**

Auch hier ein paar Beispiele, die Sie zum Teil auch in der Heilungsphase 17 finden:

- Wenn Sie sich z. B. als Frau jahrzehntelang um die Familie gekümmert haben, sich und Ihre Berufung, Ihre Lebensaufgabe vernachlässigt haben, fangen Sie vielleicht an, sich ein Hobby zuzulegen, Ihren Lebensplan zu suchen, Ihre beruflichen Kenntnisse aufzufrischen, Kurse zu besuchen, zu reisen usw.

- Statt zu rauchen, arbeiten Sie z. B. mehr bzw. machen weniger Pausen. Dadurch haben Sie früher Feierabend und somit mehr Zeit für sich. Statt in die Taschen zu greifen und Zigaretten und Feuerzeug herauszuholen, könnten Sie einen kleinen Block und Stift dabei haben und darin Notizen über Ihre Fortschritte oder Fragen über die nächsten Schritte festhalten.

- Wenn ich heute den Kühlschrank oder andere Schränke aufmache, um etwas zu essen herauszuholen, schalte ich erst mein Bewusstsein ein, sage mir, dass es keine Essenszeit ist, dass ich vielleicht ein Glas Wasser oder jemanden brauche, den ich anrufen kann, weil ich traurig oder wütend bin. Ich frage mich, was ich denn wirklich brauche, wenn der Körper tatsächlich satt ist, und mache die Schränke wieder zu. Statt ständig irgendetwas zu naschen habe ich z. B. eine Pause von der Arbeit gemacht, etwas gelesen, ferngesehen, etwas geschrieben, einen Freund angerufen, ein Lied gehört, gestrickt, gehäkelt, genäht usw.; also nach Alternativen gesucht, die keine Kalorien haben und die mich vor Rückfällen bewahren.

- Wenn Sie lange krank waren, haben Sie nicht nur Mitleid oder Mitgefühl geschenkt bekommen, sondern auch Zuwendung, Aufmerksamkeit, Geschenke, Fürsorge, vielleicht sogar eine Rente erhalten. Andere haben Ihnen eventuell Arbeit abgenommen. Das alles fällt nun sehr wahrscheinlich weg. Sind Sie bereit dafür? Statt zum Arzt zu gehen, gehen Sie jetzt z. B. einem Hobby nach, erfüllen vielleicht ein Ehrenamt, um die Aufmerksamkeit, die Sie während Ihrer Krankheit erhalten haben, der Welt zurückzugeben. Oder Sie lernen eine neue Sprache. Die NEUE ZUWENDUNG sollte nun von woanders kommen: von Gott, von Ihnen selbst, von ehrlichen Freunden, neuen Geschenken - materiell und immateriell -; gesunde Fürsorge anstatt Bevormundung und Abhängigkeit, Spaziergänge, Natur, Lachen, Singen, Meditieren und was auch immer Ihnen einen gesunden Spaß bringt.

Es ist nie zu früh, um etwas Altes zu beenden.
Es ist nie zu spät, um etwas Neues zu beginnen!

- Statt mehrmals am Tag zu rauchen, ein Buch oder eine Tagesmeditation usw. lesen

- statt stundenlang bei Tisch zu sitzen, die Essenszeit nur mit Essen verbringen und dann den Tisch verlassen und weiter arbeiten oder lesen, aufräumen, sich unterhalten; auf jeden Fall das Essen vom Tisch abräumen, dann gerät man auch nicht in Versuchung, doch noch etwas zu naschen

- statt negative Gedanken zu pflegen, sich Kabarett anschauen

- statt Krimis und Thriller, die Ängste verursachen oder verstärken können, leichte, aufmunternde oder lustige Stücke bevorzugen

- statt erfolglos ständig mit dem Partner zu streiten, gemeinsam eine Paarberatung in Anspruch nehmen oder allein Hilfe suchen

- statt mit dem Partner zu streiten, eine Lösung suchen: Lösung der Probleme oder Lösung der Partnerschaft

- statt Probleme in Alkohol oder anderen Süchten zu „ertränken", professionelle Hilfe suchen und durch die Schmerzen gehen. Versuchen Sie, sich Ihrer Furcht vor verdrängten Erinnerungen zu stellen und/oder nehmen Sie diese mit zum Fachmann. Das Licht kommt immer am Ende des Tunnels.

- statt nach Perfektionismus lieber zu Wachstum streben; kleine Schritte achten vermeidet Frust; Schwächen zugeben und die eigene Menschlichkeit annehmen

- Mir hat das Schreiben immer geholfen, Klarheit über Gedanken und Gefühle zu bekommen. Vielleicht kann das für Sie auch ein wertvolles Instrument sein oder werden. Schreiben Sie ungefiltert; einfach, was Ihnen in den Sinn kommt, auch ohne auf

Grammatik oder Rechtschreibung zu achten. Oder stellen Sie sich Fragen und beantworten Sie diese schriftlich; nicht, um den Literaturnobelpreis anzustreben, sondern FÜR SIE SELBST! Wenn Sie wollen, können Sie das Geschriebene mit jemandem teilen; doch allein das Schreiben wird Sie weiterbringen, denn so bringen Sie Ihre Gedanken und Gefühle nach außen und können diese auch etwas objektiver betrachten.

- unterscheiden, was in Ihrer Macht steht von dem, was nicht in Ihrer Macht steht.

Das Gelassenheitsgebet hilft mir dabei am meisten:

Gott gebe mir die Gelassenheit,
Dinge anzunehmen, die ich nicht ändern kann,
den Mut, Dinge zu ändern, die ich ändern kann,
und die Weisheit,
das eine vom anderen zu unterscheiden.

Also lauten die wichtigen Fragen hier:
Kann ich das, worum es geht, ändern oder nicht?
Liegt es in meiner Macht, in jemand anderes Macht oder in Gottes Macht?

Wenn Sie mit „Gott" nicht viel anfangen können, dann suchen Sie sich bitte eine Instanz in Ihrer Welt, die größer als alles ist, was Sie kennen: höhere Macht, höhere Kraft, große Instanz, großer Geist, Natur, den Menschen übergeordnete Intelligenz, Übersinnliches, überirdische Macht, gute/helle/wohlwollende/achtsame Energie usw.

Heilungsphase 19: Mit Verständnis und Trauer zu mehr Selbstliebe

Wie es schon im Kapitel *Umgang mit diesen 24 Heilungsphasen* steht, müssen Sie nicht alle Heilungsphasen zwangsläufig durchleben. Vielleicht erleben Sie keine Trauer oder werden auch nie ganz verstehen, warum Sie ein Problem haben oder hatten.

Während dieser Heilungsphase wachsen GLEICHZEITIG Ihre Selbstliebe und Ihr Verständnis für sich und das Problem!

Das Verständnis des Problemgewinns/Krankheitsgewinns*, das spätestens ab der Heilungsphase 11 in Ihr Bewusstsein eintritt, bedeutete für mich:
Indem ich zu viel gegessen hatte, konnte ich meine Aufmerksamkeit von meiner Co-Abhängigkeit, von meinen Beziehungsproblemen, von meinen Traumata und von meinen Charakterfehlern ablenken. Ich litt an Übergewicht und das wurde erst nur mit Diäten und Sport behandelt. Später halfen mir Psychotherapie, Selbstreflexion, Bücher, Schreibarbeit, Austausch mit Menschen mit ähnlichen Problemen, spirituelle Arbeit und seriöse Ernährungsberatung auf den Genesungsweg zu kommen und heute dankbar auf diesem zu bleiben: körperlich, seelisch und geistig. Der Genesungsprozess hat Zeit, Geld und Energie gekostet; doch auch die Ess-Sucht hatte Zeit, Geld und Energie gekostet.

Wofür wollen SIE Zeit, Geld und Energie aufwenden?
Für Krankheit oder für Gesundheit?
Für die Aufrechterhaltung des Problems oder für dessen Lösung?

---

* Problemgewinn/Krankheitsgewinn: ist eine allgemeine Bezeichnung für die objektiven und/oder subjektiven Vorteile, die ein Kranker aus seiner Krankheit bzw. ein Mensch aus seinem Problem zieht.

In dieser Heilungsphase erörtern Sie folgende Fragen: Welche guten Dienste hat mir das Problem erwiesen? Wo war es hilfreich in meinem Leben? Vor welchem reellen oder angeblichen oder größeren Schaden hat es mich bewahrt?

Dadurch entwickeln Sie Dankbarkeit für bisher erhaltene Dienste durch das Anliegen, das vorher nur negativ gesehen wurde – von Ihnen und/oder von Ihrem Umfeld – .

Für die **Trauer um den treuen Diener**: **Problem/Krankheit/ schädigendes Verhalten/Sucht** und den **Abschied** von diesem

habe ich in meiner Praxis verschiedene Rituale entwickelt, die es dem Klienten ermöglichen, angemessen zu trauern und sich in Frieden zu verabschieden.

Verstehen bedeutet:
ehrliches Eingeständnis der Gründe - nicht das Rationalisieren -, keine Ausreden, sondern mitfühlendes Begreifen.

Trauer bedeutet:
den Schmerz für das, was man sich selbst angetan hat, zulassen und spüren; Abschiedsschmerz; Schmerz aus Angst vor dem, was kommt, dass man es vielleicht nicht schafft usw.

Selbstliebe bedeutet:
keine Verurteilung; liebevolle Annahme der Charakterfehler und Fehler, die man gemacht hat; keine größenwahnsinnigen Perfektionsansprüche; Wachstumsehrgeiz im Bewusstsein der eigenen Menschlichkeit.

In dieser Heilungsphase vollzieht sich die endgültige Differenzierung zwischen „ich hatte/habe das Problem“ und „ich war/bin das Problem“.

Heilungsphase 20: Es ist in Ordnung und natürlich, ohne das Problem zu leben

Langsam entwickelt sich ein Bewusstsein, das Leben ohne das Problem leben zu können. „Langsam“ bedeutet, das Problem hat sich wahrscheinlich langsam entwickelt und wird sich auch langsam (auf-) lösen. Es bedeutet auch, Geduld zu haben: mit sich, mit dem Problem, mit dem Umfeld. Wenn man sich verändert, ist man vielleicht gereizt und das Umfeld ist „plötzlich anders“. Meistens hat sich aber eigentlich die eigene Wahrnehmung verändert!

In dieser Heilungsphase heißt es, weiter Abschied zu nehmen und das Bewusstsein zu festigen, weil nun etwas, was Sie lange begleitet hat, wieder von Ihnen geht. Sie lassen den treuen Diener dankbar ziehen und trennen alle Stricke, die Sie mit dem Thema verbunden haben.

„Es ist in Ordnung“ bedeutet, dass Sie nun die Erlaubnis haben, es sich ohne Problem gutgehen zu lassen. Wenn es noch nicht in Ordnung ist, fragen Sie sich: „Wer oder was kann mir die Erlaubnis geben?“ oder „Was fehlt noch, damit ich die Erlaubnis bekomme?“

Das Problem, sobald es wieder auftaucht, verursacht nun massives Unbehagen und der Wunsch, ohne es zu leben, ist nun größer als die Anstrengung, es zu behalten. Deswegen erkennen Sie Vorboten von Rückfällen immer schneller und können diese besser umgehen.

Früher waren Sie es gewohnt, mit dem Problem zu leben. Jetzt wird Ihnen der Zustand vertraut, ohne das Problem zu leben; und wenn es auftaucht, stört es!

Die positiven Alternativen, die Sie nun entwickelt haben und meistens leben, helfen Ihnen auch dabei, das alte Verhalten zu vergessen und

sich an das neue Leben - ohne das Problem - zu gewöhnen.
Das neue Leben wird mit den neuen, gesunden Alternativen auf natürliche Weise gelebt.

Die Affirmationen ab Seite 103 helfen Ihnen ebenfalls bei der Stabilisierung der Lösung;

hier eine ganz wichtige:

Ich lebe in einem natürlichen Zustand körperlicher, geistiger und seelischer Gesundheit!

Heilungsphase 21a: Rückfälle

Fast jeder Rückfall bringt Sie der Lösung näher!
Das ist die wichtigste Botschaft der Heilungsphasen 21a und 21b. Wie in den vorhergehenden Heilungsphasen beschrieben, geschieht Wachstum auch durch Scheitern.

Wenn Sie die Rückfälle spätestens hinterher analysieren, vielleicht mit jemandem zusammen (siehe *Erfahrungen mit anderen*), dann folgt in der Regel ein Wachstumsschritt. Dann geht der Weg (einfach) weiter.

Aus der Hochgratklinik, wo ich einen großen Schritt für meine körperliche, geistige und seelische Genesung machen durfte, stammen folgende Fragen, die Sie sich bei der Analyse von Rückfällen stellen können:

1. Was genau ist passiert? Worin besteht der Rückfall?
2. Wie habe ich mich vor, während und danach gefühlt?
3. Glaube ich, dass es einen Anlass dafür gab? Wenn ja, welchen?
4. Was brauche ich, damit das nächste Mal die Situation nicht mit einem Rückfall endet?
5. Brauche ich Hilfe zum Erarbeiten von gesünderen Alternativen? Wenn ja, welche?
6. Was bzw. wer könnte mir noch helfen?
7. Auf welche Vorboten muss ich achten?

Am Anfang des Heilungsprozesses fehlt das Bewusstsein darüber. Für später gilt:

- Nehmen Sie die Rückfälle bewusst wahr, reflektieren Sie darüber, entwickeln Sie bessere Strategien für die Zukunft und gehen Sie weiter!

- Beschäftigen Sie sich damit und bearbeiten Sie den Rückfall schriftlich, doch bleiben Sie nicht darin stecken!

- Üben Sie weiterhin, immer wieder, beständig, jeden Tag Ihr neues, gesundes Verhalten! Dann werden die Stimmen, die Sie in einen Rückfall locken wollen, immer stiller. Versprochen!

- Die Anzahl der Rückfälle spielt keine Rolle, solange die Anzahl der Neu-Anfänge überwiegt! Oder um es mit den Worten Winston Churchills auszudrücken: „Erfolg haben heißt, einmal mehr aufstehen, als man hingefallen ist."

- Die „Autobiographie in 5 Kapiteln" von Portia Nelson auf Seite 99 hilft auch dabei, Rückfälle zu erkennen, aus ihnen zu lernen und wenn sie wieder auftauchen, diese ganz zu umgehen oder von vornherein neue Wege zu beschreiten.

Heilungsphase 21b: Rückfälle aus Loyalität zu anderen

Rückfälle verdienen eine Differenzierung, die für das Lösen von Anliegen essenziell ist. Wenn Sie den Unterschied nicht nur intellektuell verstehen, sondern auch gefühlsmäßig begreifen, werden Sie sich wieder eine Schicht tiefer kennenlernen und damit nicht nur sich selbst, sondern Ihr Problem und auch Ihr Umfeld. Rückfälle passieren, weil die Alternativen in Ihrem Leben noch nicht gefestigt sind, weil Sie sich selbst nicht treu sind und sich von Ihrer Lösung ablenken lassen, weil Sie nicht achtsam mit sich umgehen und aus vielen anderen Gründen auch. Bei dieser Heilungsphase geht es um eine unbewusste Haltung, das Problem behalten zu wollen, weil eine Ihnen wichtige Person auch dieses oder ein anderes Problem hat und Sie eine **ungesunde Loyalität** zu dieser Person leben (wollen).

Die wichtige Frage dabei lautet: Darf es Ihnen gut gehen, wenn es Ihrer Familie, Ihrem Partner, Ihrer Freundin, Ihrem Freund, Ihren Kindern, Ihren Eltern nicht gut geht? Wenn die bewusste oder unbewusste Antwort NEIN lautet, besteht die Gefahr, das Problem weiterhin zu pflegen und ins gemütliche Elend zurückzufallen: Es tut weh, aber es ist gewohnt. Das Neue könnte angenehmer sein, aber es bedarf Anstrengung, die man nicht leisten kann oder will. Rückfälle aus Loyalität zu anderen passieren meist, weil die dazugehörigen, **ungesunden Glaubenssätze so tief stecken**, dass es schwierig ist, diese allein aufzuspüren, geschweige denn, diese durch gesunde zu ersetzen. Wenn Sie glauben, dass es Ihnen aus Loyalität nicht zusteht, gesund, glücklich und erfolgreich zu leben, weil jemand aus Ihrer Sippe nicht gesund, nicht glücklich oder nicht erfolgreich war oder ist, dann ist jetzt der richtige Zeitpunkt, einen Experten aufzusuchen und sich professionell helfen zu lassen. Wenn Sie daran zweifeln, erst recht!

Beispiele von Sippenanliegen:

- Vater raucht; mindestens ein Sohn oder eine Tochter rauchen auch.
- Wiederholung von Suiziden in jeder Generation
- finanzieller Bankrott
- Kinderlosigkeit
- Partnerlosigkeit
- bestimmte in der Sippe vorherrschenden Krankheiten oder Schicksalsschläge

Obige Beispiele sind für die Bearbeitung Ihrer Anliegen relevant, wenn diese in Ihrer Sippe vermehrt auftreten.

Heilungsphase 22: Fortschritte

Sie HATTEN das Problem. Sie tun jeden Tag etwas dafür, dass es nicht zurückkommt. Sie leben bewusst damit und erkennen sofort, wenn Sie mit dem Problem konfrontiert werden bzw. kurz vor einem Rückfall stehen. Sie pflegen die gesunden Alternativen und gestalten Ihr Leben so angenehm wie möglich. Die Größe der Fortschritte ist unerheblich. Sie machen wahrscheinlich viel mehr Fortschritte, als Sie sich selbst eingestehen. Sie gehen vielleicht mit sich meistens strenger um, als andere mit Ihnen umgehen. Beispiele für Fortschritte, damit Sie diese auch besser erkennen:

- Den ersten Fortschritt haben Sie schon hinter sich, denn Sie haben dieses Buch in die Hand genommen!

- Sie machen sich Gedanken, welchen Schritt Sie als nächsten gehen.

- Jede Heilungsphase, die Sie durchleben/durcharbeiten, ist ein Fortschritt.

- Jeder Gedanke, den Sie haben und der Sie weiterbringen soll, ist ein Fortschritt, unabhängig davon, ob Sie dem gleich nachgehen oder nicht.

- Überlegen von Alternativen, unabhängig davon, ob Sie eine davon gleich realisieren oder nicht.

- Professionelle Hilfe suchen, unabhängig davon, ob Sie diese gleich kontaktieren oder nicht.

- **Fortschritte zählen IMMER**, unabhängig davon, wie viele Rückfälle zwischen den Fortschritten liegen!

- Fortschritte zählen IMMER, unabhängig von Ihrer Wertung, Bewertung oder Abwertung: „Das war ja nichts." „Es war nur ein kleiner Fortschritt." „ABER es muss noch besser werden." „ABER das Problem ist noch nicht gelöst", usw. Das Wort ABER schwächt in diesem Kontext die Fortschritte. Bitte überlegen oder spüren Sie, was SIE mit dem Wort meinen! Sie müssen nicht alles glauben, was Sie denken!

- Richten Sie sich ein „SCHÖNES Fortschritte-Tagebuch!" ein und halten Sie alle Fortschritte fest. Beispiele: Heute ist es mir gelungen, auf Schokolade zu verzichten. Heute habe ich endlich eine Liste mit Fachleuten zusammengestellt, die ich kontaktieren will. Heute habe ich ein Lösungsgespräch gesucht. Heute habe ich endlich die To-Do-Liste geschrieben. Ich habe mein Zimmer aufgeräumt. Ich habe eine Stunde weniger gearbeitet. Ich habe … erledigt, usw.

Die regelmäßige Lektüre und aktive Umsetzung der *12 „Nur für Heute"* helfen Ihnen ebenfalls zur Realisierung und Anerkennung Ihrer Fortschritte.

Heilungsphase 23: Dankbarkeit für die Lösung – nun helfe ich anderen

Diese Heilungsphase macht den Weg zur Lösung erst komplett. Sie haben Ihr Problem gelöst und sind dankbar, es geschafft zu haben. Nun helfen Sie anderen Menschen dabei, ihr Anliegen selbst auch zu klären und zu heilen. Sie helfen anderen, Sie tun es NICHT FÜR die anderen.
Unter Einhaltung der eigenen Grenzen tun Sie es für sich, denn

Menschsein bedeutet, anderen zu helfen.

Ein Leben ohne etwas für andere zu tun, entbehrt meiner Meinung nach ihrer Gänze!

Sie helfen anderen Menschen, die Ihre Hilfe auch wollen und annehmen können!
Das ist ganz wichtig. Sie geben nicht ungefragt Ratschläge - siehe *Meine ersten Heilungssprachen und Unheilsprachen, Romeon Verlag* -.

Es steht den Helfenden keinesfalls zu, darüber zu beurteilen, warum jemand nicht um Hilfe bittet und auch das Hilfsangebot ablehnt. Ungefragt sollte man nur bei Notfällen helfen.

Folgende Gründe können u.a. vorliegen, wenn man keine Hilfe annehmen kann:

- Es besteht noch kein Bewusstsein über das Problem; es wird noch verdrängt.
- Das Ego ist noch so stark, dass es nicht erlaubt, zum Problem zu stehen.
- Es liegt der Glaubenssatz vor, man müsse es allein lösen. Man will niemandem zur Last fallen.

Ich helfe Menschen beruflich, wenn ich einen Auftrag dazu erhalte. Ich helfe privat menschlich aus Dankbarkeit für erhaltene seelische Genesung,

- wenn ich darum gebeten werde;
- wo ich eine Not sehe und
- wo ich sehe, dass meine Präsenz und mein Wohlwollen eine Hilfe sein können; doch erst nachdem ich gefragt habe, ob meine Hilfe gewünscht ist und die Erlaubnis dafür erhalten habe.

Hilfe annehmen bedeutet, sich selbst zu lieben; es sich wert zu sein, das Problem zu beheben; die eigene Machtlosigkeit zuzugeben und jemand anderem, der mehr weiß als Sie, die Kompetenz zuzusprechen, helfen zu können. Das setzt Demut voraus.

Ein letzter Tipp zur Anwendung dieser Heilungsphase: Sie helfen, WENN SIE HELFEN KÖNNEN! Sie müssen und können nicht jedem helfen. Impulse und Entscheidungshilfen finden Sie unter den Kapiteln *Umgang mit den 12 Fragen und Erfahrungen mit anderen*

Es ist keine Demut vorhanden, wenn Sie glauben zu wissen, was dem anderen gut tut, was er machen/nicht machen sollte usw. oder zu erwarten, dass er Ihre Lösung übernimmt.

Sowohl beim Helfen als auch wenn man Hilfe annimmt stellt die **DEMUT** die wichtigste Kompetenz dar.

Heute bedeutet dies für mich:

- mich vor Gott verneigen, Gott anzuerkennen bzw. achten, dass es eine übergeordnete Macht/Intelligenz gibt;
- mich zur Verfügung stellen;
- dienen;
- um den eigenen Wert wissen, aber nicht damit prahlen;

- mein Wissen teilen;
- Fragen stellen;
- den anderen begleiten, damit er SEINE Antworten finden kann;
- jedem sein Tempo lassen;
- jedem seine Lösungen lassen;
- nicht abwerten;
- jeden als Mensch wertschätzen;
- meine Verantwortung übernehmen, fremde Verantwortung beim anderen lassen

Der größte Feind der Demut ist meiner Meinung nach das **Ego.**

- Es will uns vermitteln, dass wir es besser wissen.
- Es lässt uns über andere erheben.
- Es wertet die anderen ab.
- Es gibt keine Fehler zu (siehe *Zurechtweisung des Egos*).

Heilungsphase 24: Fortschritte überwiegen, Rückfälle werden immer seltener

Diese Heilungsphase tritt ein, wenn die Alternativen zum Problem einen stabilen Platz einnehmen und die Rückfall-Profilaxe dauerhaft gepflegt wird.

Rückfälle treten selten auf, werden schnell erkannt, VOR ihrem Eintreten vermieden oder danach baldmöglichst analysiert. Diese werden nicht mehr dramatisch gesehen, sondern demütig angenommen und liebevoll angeschaut. Mit dieser neuen Haltung werden sie auch schneller aus dem Weg geräumt.

Das Problem begegnet Ihnen jetzt, wenn überhaupt, mehr im Außen, in Ihrem Umfeld. Dabei überlegen Sie bitte, ob bzw. warum Sie Ihre Hilfe anbieten -siehe Heilungsphase 23- und berücksichtigen den *Umgang mit den 12 Fragen*, nun aber von der anderen Seite aus.

Die letzte Heilungsphase heißt bewusst NICHT „Das Problem verschwindet ganz aus Ihrem Leben", und dafür sehe ich folgende Gründe:

- Ich habe NIE erlebt, dass Probleme ganz verschwinden, denn …
- … wenn WIR diese gelöst haben, sehen wir sie mit Abstand bei anderen.
- **Wir bleiben demütig,** wenn wir NICHT sagen „Ich werde … nie wieder tun!" Das ist eine der wichtigsten Rückfall-Profilaxen!
- Rückfälle können immer passieren, selbst nach Jahrzehnten - das ist menschlich und hilft uns auch, demütig zu bleiben!

Obwohl die 24. Heilungsphase nicht die perfekte und endgültige Lösung darstellt, bin ich von der Positivität dieser 24 Heilungsphasen überzeugt. Ich habe dabei einige Menschen begleitet, die durch diese Phasen hindurchgegangen sind und Erfolge verbucht haben. Am eigenen Leib erlebe ich diese Heilungsphasen mit verschiedenen Anliegen in unterschiedlichen Phasen ständig.

Ich bin und bleibe realistisch, auf diese Weise achte ich meine Prinzipien und helfe mir und anderen am besten.

Mein Genesungsweg durch diese Heilungsphasen

Heilungsphase 1: Das Problem schläft noch im Unterbewusstsein

Ich dachte, eine Diät würde mir helfen! Also machte ich unzählige Diäten mit dem Ergebnis des obligatorischen Jo-Jo-Effekts.
Ich dachte, mich für andere aufzuopfern sei eine christliche Tugend, die ich möglichst täglich leben müsste. Getreu dem Motto „Erst kommen die anderen, dann ich.“ Ich bringe heute Opfer, doch nicht mehr automatisch, sondern aus einer bewussten Entscheidung heraus.

Heilungsphase 2: Vorstufe zur Konfrontation – Fremdwahrnehmung

Mein Umfeld hat mich nicht angesprochen, denn die meisten waren selbst davon betroffen und wollten oder konnten es nicht erkennen. Da ich mich verändert habe, hat sich damit auch ein Teil meines Umfeldes verändert; und einen Teil des Umfeldes musste ich dann wechseln.

Heilungsphase 3: Verdrängung – Schutz vor (weiteren) Schmerzen

Die Barometer, an denen ich am deutlichsten erkenne, ob ich gerade etwas verdränge, sind ‚ungesundes Essverhalten‘ und ‚das Leben anderer ordnen zu wollen‘. Wenn ich nichts verdränge, vorausgesetzt ich merke dies, dann ernähre ich mich vernünftig und lasse mich und die anderen in Ruhe.

Heilungsphase 4: Konfrontation von außen

Eine ehemalige Kollegin sagte zu mir, als ich noch 150 kg wog: „Anna, mit diesem Gewicht bringst Du Dich um!“ Diese Aussage hat mich geschockt, war aber sehr wertvoll für meinen weiteren Weg und ich bin ihr bis heute für ihre klaren Worte dankbar.

Heilungsphase 5: Widerstand - Ich habe das Problem nicht

„Es ist doch keine Ess-Sucht. Wir Italiener essen nun mal gerne und gut!"
„Bei uns steht immer Brot auf dem Tisch. Das isst MAN einfach dazu!"
„Ich muss mich um ihn/sie kümmern. Das ist doch christliche Nächstenliebe!"

Heilungsphase 6: Konfrontation durch Zufälle

Ein Arzt, der Röntgenbilder von mir anfertigen sollte, sagte: „Sie sind so dick, Sie passen kaum in die Kabine!" Das hat mich sehr verletzt, doch er hatte Recht.
Auf dem Zahnarztstuhl wollte ich nach dem Becher greifen und merkte, dass ich richtig aufstehen musste, weil so viel Bauch dazwischen war. Ich muss heute noch jedes Mal daran denken, wenn ich dort sitze.

Heilungsphase 7: Konfrontation – Ein anderer hat das Problem

Ich hatte eine Vollzeitstelle, habe nebenbei unterrichtet, war ehrenamtlich in der Kirche und in einem Kulturverein engagiert. Ich fühlte mich bei all den Aktivitäten sehr wichtig, besetzte ich ja auch wichtige Positionen. Nur für mich hatte ich keine Zeit und habe dies mit Essen und noch mehr Engagement „kompensiert". Meine Logik: „Die anderen brauchen mich ja!" und „Ich kann es am besten!" Ich sah, dass andere zu viel aßen und sich ‚krank schufteten'. Ich aß in Gesellschaft normal und dachte, dass das Arbeitspensum, das ich mir gab, auch normal sei.

Heilungsphase 8: Konfrontationen und Zufälle häufen sich

Ich tauschte mich konstruktiv mit Gleichgesinnten aus, machte Therapie, las Fachliteratur und hatte Träume über die Vergangenheit. Dabei haben mich viele Informationen zu meinen Themen erreicht, was ich als Gnade sehe.

Heilungsphase 9: Ich befürchte, ich habe doch etwas mit dem Problem zu tun

Ich konnte mit einem Gewicht von 150 kg und Ischiasproblemen meinen Haushalt nicht allein führen. Das hat mich in eine tiefe Depression gestürzt. Ein großer Leidensdruck führt häufig dazu, auch große Veränderungen herbeizuführen.

Heilungsphase 10: Ich habe etwas mit dem Problem zu tun, übernehme aber noch nicht die volle Verantwortung dafür

Meine beiden Großmütter waren übergewichtig.

Heilungsphase 11: Bereitschaft, das Problem kennenzulernen und Ablehnung der Abwehrmechanismen

„Warum bin ich übergewichtig? Welche ungesunden Funktionen übernimmt das Essen in meinem Leben?“ Die Ess-Sucht und die Co-Abhängigkeit waren da, weil gesunde Beziehungen, Selbstliebe, Setzen und Einhalten von Grenzen und Selbstreflexion nicht da waren.

Heilungsphase 12: Das Universum schickt deutliche Hilfen

Ich spürte endlich bewusst Unwohlsein in Anwesenheit von bestimmten Menschen und mied den Kontakt, statt mich von meinem Unwohlsein mit zu viel Essen abzulenken. Menschen, die sich abgrenzten, zeigten mir, wie es geht, „nein“ zu sagen. Als ich merkte, dass ich wütend war, fragte ich mich, warum oder rief jemanden an, statt zum Kühlschrank zu gehen.

Heilungsphase 13: Kapitulation – ich erkenne an, dass das Problem zu mir gehört

Ich bin Anna und genese von Ess-Sucht und von toxischen Beziehungen.

Heilungsphase 14: Übernahme der eigenen Verantwortung

Niemand steckt mir Essen in den Mund. Ich übernehme meine Verantwortung und lasse fremde Verantwortung beim anderen. Ich erkenne, wenn ich verletzt werde. Ich stehe für mich ein und spreche es aus. Wenn keine Klärung möglich ist, entziehe ich mich dem Kontakt. Ich esse mit Menschen zusammen, die meine Essgewohnheiten respektieren. Ich umgebe mich mit Menschen, die fähig sind, über sich selbst zu reflektieren. Mein Umfeld geht mit mir wertschätzend um und schätzt meine Anwesenheit. Dies alles mache ich, weil nur ich Verantwortung für mein Leben trage. Dies ist mein Recht und meine Pflicht zugleich.

Heilungsphase 15: Leben mit dem Problem

Ich bin liebenswert UND ich habe ein Problem mit dem Essen und mit Beziehungen. Ich kann es mir nicht leisten, zwei Stück Torte zu essen. Ich kann es mir nicht leisten, ohne Ess-Struktur zu leben. Meine Selbstliebe lässt nicht zu, mit Menschen zusammen zu sein, die mich weder sehen noch achten.

Heilungsphase 16: Entwickeln einer Abneigung gegen das Problem

Ich mag heute weder zu süßes noch zu fettiges Essen; ernähre mich an fünf, sechs Tagen die Woche vegan und mein Körper reagiert auf ungesundes Essen mit Unwohlsein oder Magen-Darm-Problemen. Ich beobachte, wie viele Menschen andere nicht achten und dies verbal offen oder durch ihr Verhalten äußern (z.B. durch Ignorieren). Das war ein fortschreitender Prozess, begleitet von Fortschritten und Rückfällen. Ab einem bestimmten Punkt wurde das neue, nun gesunde Verhalten eine selbstverständliche Gewohnheit und mein Leben wurde leichter: Körpergewicht, toxische Beziehungen, ungesunde Verhaltensweisen und süchtige Gedanken fielen weg. Überdies erleichtert mich jedes Gefühl, das ich ernst nehme, auch.

Heilungsphase 17: Angst vor der Leere, wenn das Problem verschwindet

Bei mir war es der Gang zum Kühlschrank. Ich habe Küchenschränke aufgemacht, um etwas zu essen herauszuholen, weil die Gewohnheit in meinem Körper noch gespeichert war. Der Körper signalisierte mir mehrmals am Tag: „Geh in die Küche." Ich habe ungefragt Hilfe angeboten, denn ich hörte noch den Appell, wenn jemand in Not war: „DU musst helfen!" Ich erkenne sehr schnell, wo eine Not ist, halte aber heute inne und frage mich, was meine Motivation beim Helfen wollen ist oder ob meine Intention den anderen entmündigt.

Heilungsphase 18: Was kommt nach dem Problem?

Wenn ich heute zwischendurch den Kühlschrank aufmache, um etwas zu essen herauszuholen, schalte ich erst mein Bewusstsein ein und sage mir, dass jetzt keine Essenszeit ist. Ich frage mich, was ich denn wirklich brauche, wenn der Körper tatsächlich satt ist, und mache die Schränke wieder zu. Statt ständig irgendetwas zu naschen habe ich z. B. eine Pause von der Arbeit gemacht, etwas gelesen, ferngesehen, etwas geschrieben, einen Freund angerufen, ein Lied gehört, gestrickt, gehäkelt, genäht usw.; also nach Alternativen gesucht, die keine Kalorien haben und die mich vor Rückfällen bewahren. Statt mich mit anderen Menschen zu beschäftigen und mir zu überlegen, was SIE brauchen könnten, habe ich mich MIT MIR beschäftigt. Beim Reflektieren helfen mir das Schreiben und das Sprechen sehr. Ich muss mich mit anderen austauschen und ich hole mir regelmäßig Rückmeldungen von vertrauten Menschen, wenn ich mich mit einem Thema beschäftige. Ich möchte eine andere Meinung hören.

Folgende Fragen sind heute für mich wichtig:
Wessen Problem ist das?
Kann ich das ändern?

Kann/Muss der andere das ändern?
Kann vielleicht nur Gott das ändern?

Der Leidensweg führte mich unausweichlich dazu, mein Ego zum Schweigen zu bringen. Es suggerierte mir nämlich: „Du hast kein Problem." Oder „Bloß keine Schwäche zugeben! Was sollen denn die anderen von Dir denken?"
Außerdem musste ich meine ebenfalls suggerierte Scham überwinden, dass mit mir angeblich etwas nicht stimmte. Heute weiß ich, ich bin in Genesung und stehe dazu. Danke Gott für meinen Mut.

Heilungsphase 19: Mit Verständnis und Trauer zu mehr Selbstliebe

Indem ich zu viel aß, konnte ich meine Aufmerksamkeit von meiner Co-Abhängigkeit, von meinen Beziehungsproblemen, von meinen Traumata und von meinen Charakterfehlern ablenken. Ich litt an Übergewicht und das wurde erst nur mit Diäten und Sport behandelt. Später halfen mir Psychotherapie, Selbstreflexion, Bücher, Schreibarbeit, Austausch mit Menschen mit ähnlichen Problemen, spirituelle Arbeit und seriöse Ernährungsberatung auf den Genesungsweg zu kommen und heute dankbar auf diesem zu bleiben: körperlich, seelisch und geistig. Der Genesungsprozess hat Zeit, Geld und Energie gekostet; doch auch die Ess-Sucht hatte Zeit, Geld und Energie gekostet.

Heilungsphase 20: Es ist in Ordnung und natürlich, ohne das Problem zu leben

Ich achte sehr darauf, welche Worte ich benutze und diese bekommen dann meine ganze Aufmerksamkeit. Manchmal ist es wichtig, ein klares NEIN zu formulieren.
Meistens formuliere ich keine negativen Sätze mit „nicht" oder „kein", sondern positive, bejahende Affirmationen:

Ich lebe in einem natürlichen Zustand körperlicher, geistiger und seelischer Gesundheit.

Heilungsphase 21a: Rückfälle

Ja! Ich habe noch Rückfälle. Ich bin genesend und noch nicht ganz genesen. Wichtig dabei ist die Analyse: War es eine Ausnahme oder ein Rückfall? Wenn es ein Rückfall war, woran mangelt es? An Ausdauer, Geduld oder Selbstliebe? Es fördert meine Demut, mir dies zuzugestehen und es anderen auch mitzuteilen, denn manchmal verleitet mich mein Nachname dazu, mich als erleuchtet zu sehen.

Heilungsphase 21b: Rückfälle aus (ungesunder) Loyalität zu anderen

Ich glaube heute, solange es Bindungen zwischen Menschen gibt, solange gibt es auch Co-Abhängigkeit. Wenn man mit anderen zusammen **ist** und **isst** (Diese Wortähnlichkeit tut mir überhaupt nicht gut!), läuft man als Esssüchtiger immer Gefahr, einen Rückfall zu haben. Ich vergesse manchmal beim Essen mit anderen, dass ich sehr achtsam sein muss und denke, ich kann „es machen wie die anderen" – was für mich fatal enden kann.

Heilungsphase 22: Fortschritte

Ich sehe sie heute ganz klar und teile sie genauso wie die Rückfälle mit; denn das hilft mir, diese in mein System zu verankern. Kein Fortschritt ist für mich zu klein, dass dieser nicht anerkannt und gewürdigt wird.

Heilungsphase 23: Dankbarkeit für die Lösung – nun helfe ich anderen

Ich unterstütze andere beruflich, weil es meine Berufung ist und ehrenamtlich aus Dankbarkeit für die erhaltene Genesung. Das mache ich auch, sofern es passt, indem ich von meinem Genesungsweg erzähle, und das ist ein Geschenk.

Heilungsphase 24: Fortschritte überwiegen, Rückfälle werden immer seltener

Gott steht in meinem Leben an erster Stelle. Damit geht es mir am besten. Er ist mein Erster Supervisor, mein Anker bei Enttäuschungen und die Erste Adresse, an die ich morgens und abends ein DANKE sende: für mein gutes Leben; für meine Gesundheit; für die Engel, die ER mir schickt; für meine Gaben, für meinen Mut und für meine Fortschritte auf dem Genesungsweg.

Fortschritte, Rückfälle, Fragen, Schwierigkeiten

Eine schriftliche Bearbeitung Ihres Lösungsprozesses ist gründlicher und verbindlicher als ‚nur im Kopf'. Dadurch sehen Sie ganz konkret, wo Sie stehen. Die nächsten Schritte werden sichtbar und Sie können schneller voranschreiten. Jeder Rückfall, jede Frage und jede Schwierigkeit, mit der Sie sich ernsthaft beschäftigen, ist AUCH EIN FORTSCHRITT! Entscheiden Sie dann, ob Sie diese Reflexion mit jemandem teilen bzw. eine Meinung dazu hören wollen – siehe *Erfahrungen mit anderen.*

Bei der Heilungsphase (Nr. + Name)

....

habe ich folgenden Fortschritt erzielt:

....

....

....

Bei der Heilungsphase (Nr. + Name)

....

habe ich folgenden Rückfall gehabt:

....

....

……………………………………………………………………………

Zur Heilungsphase (Nr. + Name)

……………………………………………………………………………

habe ich folgende Fragen, die ich ……………………………(Freund, Coach usw.) stellen könnte:

……………………………………………………………………………

……………………………………………………………………………

……………………………………………………………………………

Bei der Heilungsphase (Nr. + Name)

……………………………………………………………………………

bin ich auf folgende Schwierigkeiten gestoßen:

……………………………………………………………………………

……………………………………………………………………………

……………………………………………………………………………

Autobiographie in 5 Kapiteln

1. Kapitel
Ich gehe die Straße entlang.
Da ist ein tiefes Loch im Gehsteig.
Ich falle hinein.
Ich bin verloren ... Ich bin ohne Hoffnung.
Es ist nicht meine Schuld.
Es dauert endlos, wieder herauszukommen.

2. Kapitel
Ich gehe dieselbe Straße entlang.
Da ist ein tiefes Loch im Gehsteig.
Ich tue so, als sähe ich es nicht.
Ich falle wieder hinein.
Ich kann nicht glauben, schon wieder am selben Ort zu sein.
Aber es ist nicht meine Schuld.
Immer noch dauert es sehr lange, herauszukommen.

3. Kapitel
Ich gehe dieselbe Straße entlang.
Da ist ein tiefes Loch im Gehsteig.
Ich sehe es.
Ich falle immer noch hinein ..., aus Gewohnheit.
Meine Augen sind offen.
Ich weiß, wo ich bin.
Ich weiß, dass ich das selbst zu verantworten habe.
Ich komme sofort heraus.

4. Kapitel
Ich gehe dieselbe Straße entlang.
Da ist ein tiefes Loch im Gehsteig.
Ich gehe darum herum.

5. Kapitel
Ich gehe eine andere Straße.

Herzlichen Dank an
Portia Nelson (1920-2001)

Nur für heute

Ich habe die Wahl!

1. Nur für heute will ich versuchen, diesen einen Tag zu leben – nicht mein ganzes Lebensproblem auf einmal anzupacken. Ich kann jetzt etwas tun, vor dem ich zurückschrecken würde, wenn ich das Gefühl hätte, ich müsste es mein ganzes Leben lang durchhalten.
2. Nur für heute will ich versuchen, glücklich zu sein, indem ich mir klarmache, dass mein Glück nicht davon abhängt, was andere tun oder sagen oder was um mich herum geschieht. Glück stellt sich ein, wenn ich mit mir in Frieden lebe.
3. Nur für heute will ich versuchen, mich auf das auszurichten, was ist – nicht erzwingen, dass sich alles nach meinen Wünschen richtet. Ich will meine Familie, meine Freunde, meine Arbeit und meine Lebensumstände so annehmen, wie sie kommen.
4. Nur für heute will ich meine körperliche Gesundheit achten. Ich will meine Verstandeskräfte üben, ich will etwas Spirituelles lesen.
5. Nur für heute will ich jemandem einen Gefallen tun, ohne dabei entdeckt zu werden – wenn jemand davon erfährt, zählt es nicht. Ich werde mindestens eine Sache tun, die ich nicht gerne tue, und ich will meinem Nächsten einen kleinen Liebesdienst erweisen.
6. Nur für heute will ich mich bemühen, zu jemandem, den ich treffe, freundlich zu sein. Ich will rücksichtsvoll sein, leise sprechen und so gut aussehen, wie ich kann. Ich will keine unnötige Kritik üben noch nach Fehlern suchen. Ich will auch nicht versuchen, jemanden außer mich selbst zu verändern und niemandem Vorschriften machen.
7. Nur für heute will ich mir ein Programm machen. Ich will es machen, auch wenn ich es vielleicht nicht ganz genau befolge. Vor zwei Plagen will ich mich retten: Hast und Unentschlossenheit.
8. Nur für heute will ich aufhören zu sagen: „Wenn ich Zeit hätte." Ich werde nie für etwas „Zeit finden", wenn ich Zeit haben will, muss ich sie mir nehmen.

9. Nur für heute will ich in Stille meditieren, mich dabei auf Gott, wie ich ihn verstehe, auf mich selbst und auf meinen Nächsten besinnen. Ich will mich entspannen und nach Wahrheit suchen.
10. Nur für heute will ich keine Angst haben. Insbesondere werde ich mich nicht davor fürchten, glücklich zu sein und mich an den guten, schönen und liebenswerten Dingen im Leben erfreuen.
11. Nur für heute will ich mich nicht mit anderen vergleichen. Ich will mich selbst annehmen und nach meinen Fähigkeiten leben.
12. Nur für heute entschließe ich mich zu glauben, dass ich dies einen Tag leben kann.

Die Wahl habe ich!

Papst Johannes XXIII
(1881 - 1963)

Es gibt einige gute Gewohnheiten. Jeden Tag mit diesen *12 Nur für Heute* zu beginnen, ist eine solche gute Gewohnheit.

Affirmationen zur Stabilisierung der Lösung

Eine Affirmation ist eine bejahende Aussage, die uns im Arbeitsprozess hilft, eine Veränderung von unerwünschtem Verhalten leichter herbeizuführen. Diese sollte möglichst oft wiederholt, aufgeschrieben und/oder gesagt werden, bis sie mit dem neuen Verhalten so integriert wurde, dass sie wesentlicher Bestandteil der persönlichen Haltung wird.

1.) Stärkung der Selbstliebe und Selbstfürsorge

Ich sehe jeden Tag meine Fortschritte und freue mich darüber.
Ich erlaube mir, alle Gefühle zu fühlen.
Ich rufe jemanden an oder schreibe eine Nachricht, wenn es mir schlecht geht.
Ich gestehe mir alle Gefühle zu und falls ich diese äußere, dann in angemessener Art.
Ich bin gut zu mir. Ich verdiene es.
Ich nehme es leicht und ich mache es mir leicht.
Ich bestimme selbst über mein Leben und trage allein die Verantwortung dafür.
Ich pflege nährende Freundschaften.
Ich gönne mir genug Schlaf.
Ich bleibe nur für mich gesund.
Ich bin und bleibe mir selbst und anderen gegenüber aufrichtig.
Ich gehe liebevoll mit mir um.
Ich nehme mir Zeit für mich.
Ich achte meine Prinzipien und lebe danach.
Ich achte meine Grenzen und wahre sie.
Ich bin nachsichtig mit mir und meinen Fehlern.

2.) Zurechtweisung des *) Egos

Ich bin nicht perfekt und mache Fehler.
Ich besitze den Mut und die Kraft, mich zu ändern.
Ich erkenne meine negativen, manipulierenden, zerstörenden Anteile und handle nach meinem höheren Bewusstsein.
Ich erkenne mein Ego und bleibe in der Demut.
Ich nehme mich selbst nicht so wichtig.
Ich glaube nicht alles, was ich denke.
Ich weiß, dass ich ein geliebtes Kind Gottes bin.

Dadurch verliert das negative Ego seine Lebensberechtigung.

3.) Haltung

DAS LEBEN IST SCHÖN!
Gelassenheit und Frieden stehen an erster Stelle in meinem Leben und dafür tue ich etwas.
Ich löse Probleme für mich bzw. mir zuliebe.
Ich lasse Erwartungen los.
Ich lebe nur im Heute. Gestern ist vorbei. Morgen ist noch nicht da.
Ich lasse mich in Ruhe und bringe mich in Sicherheit.
Ich lasse andere in Ruhe und bringe mich in Sicherheit.
Ich nehme mir ein Beispiel an positiven und dankbaren Menschen.
Gott antwortet mit „Ja!“ „Nein!“ oder „Warte, ich habe etwas Besseres für Dich!“
Ich habe meine Gefühle und lasse anderen ihre Gefühle.
Ich löse mich schnell von Selbstmitleid.
Ich lasse los und vertraue Gott.
Ich bin dankbar für alles, was ich habe und geschenkt bekomme.
Wenn ich nicht dankbar bin, denke ich darüber nach oder schreibe

---

* Ego: Hier geht es nicht um das ICH im Sinne der Identität bzw. Individualität, die wir zum Leben brauchen, sondern um den Anteil, der uns über andere erheben lässt und eher Größenwahn als Bescheidenheit anstrebt

auf, wofür ich dankbar sein sollte, sei es noch so klein.
Ich löse mich von alten, ungesunden Vorstellungen und Erwartungen.
Beten kann ich überall.
Ich wende mich dem Licht zu.
Ich schütze meine Positivität und Dankbarkeit.
Meine Schmerzen gehen vorüber, wenn ich mich gut behandle und die nötigen Schritte gehe.
Ich gebe Positivität und Dankbarkeit immer Priorität.
Ich nehme mich und mein Problem ernst.
Ich habe ein Problem, ich bin nicht das Problem.
Menschlich zu sein und Fehler zu machen ist in Ordnung; sich selbst abzulehnen nicht.
Ich lasse mein Perfektionsstreben los.
Ich strebe Fortschritt und Wachstum an.
Ich denke positiv.
Ich bin ein geliebtes Kind Gottes.
Ich liebe bedingungslos.
Ich achte auf Zu-Fälle und was sie mir sagen wollen.
Ich gebe die Hoffnung auf eine bessere Vergangenheit auf. Ich schließe Frieden mit ihr. Ich höre auf, diese nachträglich verändern zu wollen oder zu hadern. Mit dieser neuen Haltung fördere ich meine Gelassenheit und meinen Frieden.

4.) Beziehung zu anderen

Ich bin frei, die anderen sind auch frei.
Ich lasse schädliche Beziehungen los: manchmal innerlich, manchmal auch äußerlich.
Ich achte meine Grenzen und wahre sie.
Ich achte die Grenzen der anderen.
Ich baue die Wand um mich herum ab, dann kann ich besser sehen.
Ich lasse, wenn angebracht, meine Mitmenschen angemessen wissen, wer ich bin.

Ich sage meine Meinung, wertschätzend und klar.
Ich pflege meine Freundschaften.
Ich lasse Groll los, übernehme nur MEINE Verantwortung, lasse fremde Verantwortung beim anderen; das fördert meine Gelassenheit und meinen Frieden.
Wenn ich andere verletzt habe, schreibe ich dies auf und/oder bespreche es mit jemandem und überprüfe, ob alle folgenden Schritte möglich sind: ehrliches Bereuen; den Fehler beim Betreffenden zugeben; um Entschuldigung bitten; Wiedergutmachung leisten, ohne neuen Schaden anzurichten; altes/verletzendes Verhalten unterlassen.
Ich umgebe mich mit positiven, fröhlichen Menschen.
Ich lasse andere ihre Fehler machen und bleibe in meinem Leben.
Wenn ich jemand anderen verändern will, bete ich für ihn und kehre in mein Leben zurück.
Ich lasse meine Sorgen los, indem ich sie jemandem, der vertrauenswürdig ist, mitteile; denn ein geteiltes Problem ist schon auf dem Weg zur Lösung.
Ich bin wichtig, die anderen sind es auch.
Ich achte auf Energievampire (Menschen, Dinge, Orte und Situationen, die mir Kraft rauben) und halte, wenn überhaupt nötig, so viel Kontakt, dass dieser mir nicht schaden kann.

5.) Vorgehensweise

<u>Ich lese jeden Tag 5-10 Affirmationen aus diesen 6 Kapiteln laut und langsam vor.</u>
Ich unterlasse unüberlegte und impulsive Reaktionen, sobald ich diese bemerke; denn diese können mir und anderen schaden.
Ich schreibe regelmäßig über meine Fortschritte und spreche darüber.
Ich schreibe To-Do-Listen und setze Prioritäten.
Ich erledige das Wichtigste zuerst.
Ich verzichte auf Suchtmittel und Ablenkungen.
Ich esse regelmäßig.

Ich bewege mich dreimal in der Woche nach meinen Möglichkeiten in der Natur; langsame Spaziergänge zählen dazu.
Ich nutze spirituelle Angebote.
Ich ändere alte Gewohnheiten und Muster in neue, gesunde Einstellungen und in ein neues gesundes Verhalten.
Ich löse mich von alten, ungesunden Vorstellungen und Erwartungen.
Ich überprüfe bei jedem Impuls und vor jeder Handlung meine Motivation: Altruismus (Uneigennützigkeit), Selbstliebe, Manipulation, mich beliebt machen, Berechnung usw.
Ich halte ein Gleichgewicht: physisch, emotional, geistig, spirituell.
Ich sage DANKE.
Ich bin aktiv.
Ich lese Literatur zur LÖSUNG meines Problems.
Ich suche Rat bei erfahrenen/kompetenten und positiven/wohlwollenden Menschen.
Ich mache zwischendurch Inventur meines Lösungsprozesses (siehe Seite 23 Erfahrungen mit anderen) und hole mir Rückmeldungen, um Eigen- und Fremdwahrnehmung zu überprüfen.
Ich erkenne Vorboten von Rückfällen: Suchtmittel, Warnzeichen, Ausreden, Provokationen, Einladungen zu Psychospielen, Widerstand, Rationalisieren usw.
Ich nutze so viele passenden Affirmationen wie möglich.
Ich lerne von gestern.
Ich mache stetige, kleine Fortschritte Tag für Tag.
Ich erledige meine Aufgaben, überlasse den anderen ihre Aufgaben und Gott Seine Aufgaben!
Ich entrümple regelmäßig: Gedanken, Gewohnheiten, Gegenstände, Beziehungen usw.
Ich hege und pflege meine Fortschritte.
Wenn ich Zweifel habe, nehme ich diese ernst und stelle Fragen.
Ich spreche so viel wie nötig und so wenig wie möglich, um meine inneren Stimmen besser hören zu können und den Lösungsprozess bewusst zu spüren.

6.) Eigennütziges uneigennütziges Helfen

Ich helfe nur im Rahmen meiner Grenzen.
Ungefragt helfe ich nur in Notfällen! Wenn sich später herausstellt, dass doch kein Notfall vorlag, übernehme ich die Verantwortung und trage die Konsequenzen für mein übergriffiges Verhalten und bin ab sofort achtsamer.
Ich teile meine Erfahrung mit anderen und verbreite authentische Hoffnung.
Ich gebe nur das, was ich (mir) leisten kann.
Wenn ich unglücklichen, traurigen Menschen meine Aufmerksamkeit und einen Teil meiner Energie schenke, mache ich es freiwillig, bewusst, aus vollem Herzen, ohne Erwartung auf Gegenleistung und nur solange es mir dabei gut geht.
Ich helfe anderen, die mich darum bitten oder die mein Angebot auf Hilfe annehmen. Ich überprüfe die Intention bzw. Logik meiner Vorgehensweise.

Obige Sätze klingen uneigennützig, sind auch so gemeint.
Unser Helfen ist jedoch AUCH EIGENNÜTZIG, denn

- es hilft uns, demütig zu bleiben;
- es hilft uns, in Erinnerung zu behalten, welche Probleme wir auch schon hatten;
- es festigt unsere Lösung;
- es bestätigt und festigt unsere Dankbarkeit!

7.)

7.) Mein Gebet für diese Heilungsphasen:

*) Gott
gibt mir die Weisheit,
nicht nach meinem Ego zu handeln;
die Demut,
auf die Stimme meines höheren Gewissens zu hören
und den Mut zu hinterfragen,
wer wirklich mit mir spricht.

---

* Gott: höhere Macht, höhere Kraft, große Instanz, großer Geist, Natur, den Menschen übergeordnete Intelligenz, Übersinnliches, überirdische Macht, gute/helle/wohlwollende/achtsame Energie usw.

DANKE

Danke Gott, dass es DICH gibt, dessen ich mir so sicher bin!

Danke dem Romeon Verlag für die Umsetzung meiner Gedanken, nun zum zweiten Mal. Ein besonderer Dank an Christian Türling für seine Kreativität und Originalität.

Ich danke von Herzen der Autorin Barbara Quittek, der Personalberaterin Jessica Müller und allen anderen Lektoren, mit deren wichtigen Impulsen das Buch für mich noch wertvoller geworden ist.

Meinem Kollegen Günter Kryczun danke ich für die grafische Gestaltung der Beispiele und für seine originellen Anregungen.

Dass meine Kinder mich als ihre Mutter gewählt haben, macht mich stolz und dankbar, denn sie sind großartige Persönlichkeiten. Danke ihrem Vater, dass er sie mit mir ins Leben begleitet.

Danke meinen irdischen Eltern für diese Inkarnation.

Meinen Klienten gebührt mein Dank für Ihr Vertrauen und Ihre Offenheit mir gegenüber und die Authentizität auf ihrem Weg.

Allen Kindern der Welt DANKE! Aus Eurem Mund kommt Gottes Botschaft ganz ungefiltert und klar.

Vielen Dank Dr. Walter Lechler für die Entwicklung des Bad Herrenalber Modells, das mich seit über zwei Jahrzehnten begleitet und das ich beruflich wie privat weitergebe.

Danke an Familie Reisach und an die Hochgratklinik für den Herrenalber Geist, den ich dort spüren durfte und für die freundliche Genehmigung, die Fragen aus dem Rückfallbogen für die Heilungsphase 21a nutzen zu dürfen.

Danke den Lesern für das Interesse an diesem Buch.

Über die Autorin

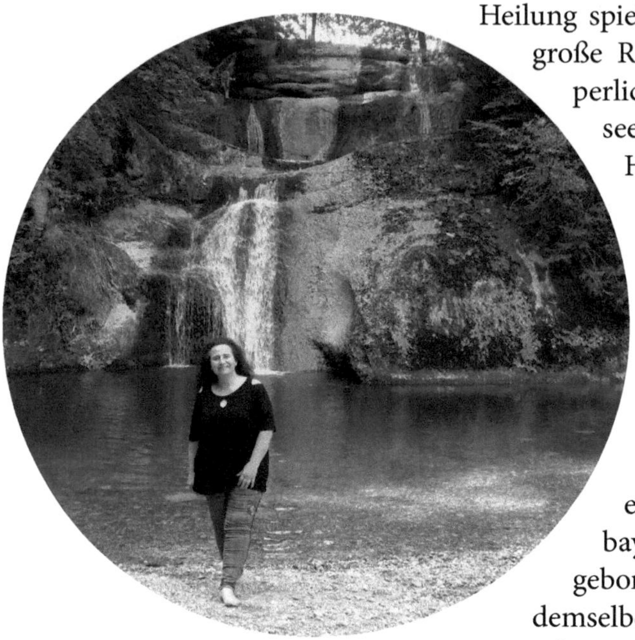

Heilung spielt in ihrem Leben eine große Rolle: Heilung von körperlichen und psychischen/seelischen Krankheiten, Heilung von toxischen Beziehungen, Heilung von ungesunden Gedanken und ungesundem Verhalten.

Anna Gigante wurde 1971 als erstes von zwei Kindern süditalienischer Gastarbeiter im bayerischen Unterfranken geboren. Ihre Eltern, die aus demselben Dorf stammen, lernten sich erst in Deutschland kennen. Sie glaubt nicht an Zufälle.

Die Mutter von zwei Kindern fühlt und liebt italienisch, arbeitet und denkt deutsch, isst international, hat Italienisch, Deutsch, Englisch und Französisch studiert und lernt Türkisch. Sie wurde schon als die deutscheste Italienerin … bezeichnet.

Ihr positives Verständnis von Globalisierung: Mensch sein und opportunistisch aus jedem Kulturkreis das zu leben, was ihrem Wesen und ihren Prinzipien entspricht.
Sie engagiert sich, um ihren Beitrag zur kollektiven Heilung zu leisten. Nach Meine ersten Heilungssprachen® und Unheilsprachen (Romeon Verlag 2020 - wird zurzeit überarbeitet), in denen sie über 50 Sprachen erläutert, die Menschen verbal und nonverbal im Alltag spre-

chen, stellt sie hier ihr zweites Buch vor.
Geburtsort in dieser Inkarnation: Erde
Rasse auf diesem Planeten: Mensch
Politik: der menschlichen Werte
Religion: der Nicht-Bewertung
Sie lebt sehr gerne in Deutschland.

www.Anna-Gigante.de